RECHERCHES
ÉLECTRO-PHYSIOLOGIQUES,

PATHOLOGIQUES ET THÉRAPEUTIQUES

SUR LE

DIAPHRAGME.

Mémoire présenté à l'Académie impériale des sciences et à l'Académie impériale de médecine,

PAR LE DOCTEUR

DUCHENNE DE BOULOGNE,

Lauréat de l'Institut de France et de la Société médicale de Gand,
Membre titulaire de la Société de médecine de Paris,
Et de la Société médico-chirurgicale, etc.

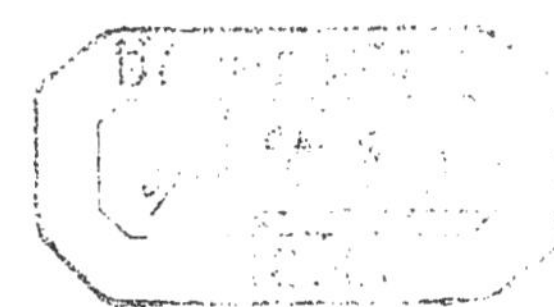

Publications de **L'UNION MÉDICALE**, Année 1853.

PARIS,

TYPOGRAPHIE FÉLIX MALTESTE ET Cᵉ,
Rue des Deux-Portes-Saint Sauveur, 22.

1853

Publications de **L'UNION MÉDICALE**, Année 1853.

RECHERCHES

ÉLECTRO-PHYSÍOLOGIQUES,

PATHOLOGIQUES ET THÉRAPEUTIQUES

SUR LE

DIAPHRAGME.

Mémoire présenté à l'Académie impériale des sciences et à l'Académie impériale de médecine,

PAR LE DOCTEUR

DUCHENNE DE BOULOGNE,

Lauréat de l'Institut de France et de la Société médicale de Gand,
Membre titulaire de la Société de médecine de Paris,
Et de la Société médico-chirurgicale, etc.

———————

PARIS,

TYPOGRAPHIE FÉLIX MALTESTE ET Cᵒ,
Rue des Deux-Portes-Saint Sauveur, 22.

1853

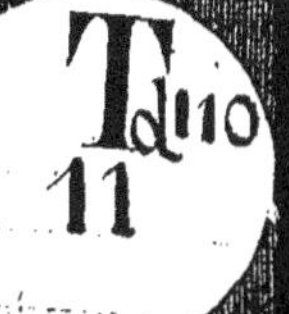

110

d 11.

RECHERCHES

ÉLECTRO-PHYSIOLOGIQUES,

PATHOLOGIQUES ET THÉRAPEUTIQUES

SUR LE DIAPHRAGME.

Depuis les temps les plus reculés, le diaphragme est considéré comme le muscle essentiel de la respiration. Mais le même accord ne règne plus parmi les physiologistes, quand il s'agit de déterminer exactement son action sur les côtes auxquelles il s'insère.

Ainsi, le diaphragme resserre-t-il par sa contraction isolée la base de la poitrine en tirant les côtes inférieures en dedans? Agrandit-il, au contraire, les diamètres transversal et antéro-postérieur de la moitié inférieure de cette cavité, en portant les côtes diaphragmatiques en haut et en dehors? Existe-t-il des différences entre l'action physiologique et l'action propre de ce muscle, c'est-à-dire quand il se contracte, ayant conservé ou perdu ses rapports naturels avec les viscères abdominaux? Enfin, quel est le mécanisme de l'action du diaphragme sur les parois thoraciques?

Telles sont les différentes propositions que je me propose d'étudier expérimentalement dans la première partie de ce travail, et que je crois avoir résolues définitivement, grâce à mes recherches électro-physiologiques, faites sur l'homme et sur les animaux.

Un fait scientifique acquiert d'autant plus de valeur à mes yeux, qu'il offre plus d'intérêt pratique. C'est pour cette raison que je me suis toujours appliqué à relier mes recherches électro-physiologiques à la pathologie ou à la thérapeutique.

Suivant cette bonne habitude, je ferai ressortir l'utilité, au point de vue pratique, de mes recherches électro-physiologiques sur le diaphragme, en essayant d'en tirer des déductions applicables à la pathologie et à la thérapeutique, et principalement à l'étude de l'atrophie, de la paralysie et de la contracture du diaphragme.

C'est ce qui fera l'objet de la seconde partie de ce travail.

PREMIÈRE PARTIE.

RECHERCHES ÉLECTRO-PHYSIOLOGIQUES.

EXPOSÉ HISTORIQUE.

Les anatomistes de l'antiquité ne reconnaissaient qu'un seul muscle respirateur ; ils lui attribuaient en conséquence le pouvoir d'élever et de porter les côtes en dehors.

Mais Galien fut conduit, par ses nombreuses et ingénieuses vivisections, à admettre l'existence d'autres muscles respirateurs que le diaphragme, qu'il a appelés respirateurs extraordinaires, et à restreindre l'action du diaphragme aux côtes inférieures, qui alors, selon ce prince des anatomistes, sont portées en haut et en dehors (*sursum et leviter prorsum*) (1).

Ce n'est pas ici le lieu de rapporter les expériences curieuses au moyen desquelles Galien parvint à établir l'existence d'autres muscles respirateurs que le diaphragme, et à déterminer la part qui revient à chacun d'eux dans l'acte de la respiration.

Je me bornerai à rappeler l'expérience qui a trait aux fonctions respiratrices du diaphragme.

Pour obtenir la contraction isolée du diaphragme, Galien paralysait sur un animal vivant tous les autres muscles respirateurs, en liant les nerfs intercostaux et ceux des dentelés, des pectoraux, etc., etc., ou en coupant ces derniers muscles (2). Certain, dès lors, qu'aucun autre muscle que le diaphragme ne pouvait se contracter pendant l'inspiration, il constatait les mouvemens d'expansion des parois thoraciques, qui étaient limités, ainsi que je l'ai dit, à la partie inférieure.

Cette belle expérience de Galien a été oubliée (3), ou ne paraît

---

(1) Voici le passage dans lequel Galien décrit cette action du diaphragme et que j'ai extrait de la traduction française des *Administrations anatomiques de C. Galien*, par Daleschamp : « Mais tout le mouvement d'icelle (de la poitrine) est » manifestement fait en l'inférieure partie , par le diaphragme, qui se tendant et se » lâchant alternativement, dilate et serre l'extrémité d'icelle, qui lui est prochaine. » Le diaphragme aussi, par le moyen de l'écusson de l'estomac, tire contre bas le » brichet : contrement et en devant les côtes fausses tout doucement. » (Chap. XXII, du livre VIII, p. 192.)

(2) Galien entre dans des détails minutieux sur la manière intéressante de pratiquer ces opérations, qu'il dit avoir faites un grand nombre de fois en présence de ses disciples. (*Adm. anat.*, livre VIII , C. III, IV, V, VI, VII et VIII.

(3) J'aurais tort de dire qu'elle a été complètement oubliée, car M. Daremberg, si versé comme on le sait, dans l'étude des anciens, la rapporte tout entière dans sa thèse inaugurale pour le doctorat.

pas avoir été prise au sérieux par la plupart des physiologistes qui n'en ont pas fait mention, et qui ont remis en question, on le verra bientôt, un phénomène qui paraissait si bien établi par elle, c'est-à-dire l'agrandissement de la base du thorax, sous l'influence de la contraction isolée du diaphragme.

Au XVIe siècle, l'opinion de Galien sur l'action du diaphragme, comme muscle inspirateur, régnait encore dans la science, puisque Vésale, qui ne laissait échapper aucune occasion d'attaquer l'autorité de ce maître, jusqu'alors respectée, reconnaissait le fait physiologique découvert par ce grand anatomiste. En effet, Vésale écrit « qu'il (le *septum transversum*) écarte les côtes inférieures, les sixième et septièmes côtes thoraciques aux cartilages desquelles il s'insère également, et que c'est à cause de cela qu'il dilate et augmente la capacité du thorax. » (Liv. II, chap. XXXV) Mais comme s'il voulait expliquer le mécanisme de ce mouvement des côtes, il ajoute que « le diaphragme, en se contractant pendant l'inspiration, *remonte dans la cavité thoracique*, et entraîne conséquemment en dehors et en haut les côtes auxquelles il s'insère.

Qu'on ne croie pas que ce soit par inadvertance ou par défaut d'observation, qu'un anatomiste aussi éminent que Vésale ait professé de telles erreurs sur les mouvemens propres du diaphragme, car il dit dans le même chapitre, qu'il s'est livré à de nombreuses vivisections pour démontrer la réalité de ces phénomènes. « Je n'ignore pas, dit-il, que quelques grands anatomistes de ce siècle, assistant à mes expériences, prétendent que le mouvement propre du diaphragme se fait vers le bas, il m'a fallu leur prouver le contraire. » Pour ne laisser aucun doute sur sa conviction à cet égard, il ajoute un peu plus loin : « Le mouvement d'élévation et de dilatation du diaphragme pendant que le thorax s'agrandit et s'augmente, est si évident dans les vivisections, que ce muscle entraîne dans la cavité du thorax, et soulève après lui le foie et l'estomac. »

Il ressort de ce qui précède, que bien que Vésale ait reconnu comme Galien le mouvement d'expansion des côtes inférieures, produit par la contraction du diaphragme, cet anatomiste s'est complètement mépris sur le mécanisme de ce mouvement, puisqu'il attribuait à l'élévation de ce muscle le résultat de sa contraction.

Malgré l'autorité de son nom, Vésale ne parvint pas à faire triompher ses idées sur les fonctions du diaphragme, car Columbus, l'un de ses disciples les plus célèbres, professa, contrairement à son maître, que le diaphragme s'abaisse pendant l'inspiration, mais qu'alors il est dans le relâchement ; de telle sorte qu'en s'élevant sous l'influence de la contraction, il tire les côtes inférieures en dedans, et qu'en s'abaissant il leur permet, grâce à son relâchement, de se porter en dehors pendant l'inspiration (1).

On trouve les mêmes opinions contradictoires, les mêmes erreurs sur l'action propre du diaphragme dans les auteurs de cette époque et du siècle suivant. Il est vrai que Jean Riolan a écrit (*anatomia corporis humani*) que le diaphragme *se contracte et s'abaisse pendant l'inspiration*, et resserre en même temps la base de la poitrine ; mais ce n'est qu'une assertion sans preuves, qui n'a pas le mérite de s'appuyer, comme chez tous les anatomistes précédens, sur l'expérimentation.

Il faut arriver à Borelli, moins anatomiste que profond mécanicien, pour avoir la démonstration réelle du mouvement propre du diaphragme et de l'agrandissement du diamètre

---

(1) Colombus (*De re anatomica*), liv **v**, chap. **xx**, pag. 257, édit. de Francfort, 1593. In-8°.

vertical de la poitrine par la contraction de ce muscle pendant l'inspiration. Mais après avoir prouvé aussi, qu'en raison de sa structure et de ses points d'attache, le diaphragme doit nécessairement resserrer la base du thorax, Borelli *nie absolument que la respiration par ce muscle puisse se faire sans le concours des intercostaux* (1).

Winslow (2), Haller (3), et après eux toute l'école physiologique moderne, ont professé la même doctrine, la même théorie que Borelli sur la respiration diaphragmatique (4).

Depuis plusieurs siècles, on le voit, les idées de Galien sur l'action respiratrice du diaphragme étaient abandonnées et même oubliées, quand, en 1833, M. Magendie annonça qu'aux muscles élévateurs des côtes, il faut encore ajouter un muscle auquel, disait-il, on n'avait pas encore attribué cet

---

(1) Attamen nego, *spontaneam inspirationem* fieri absque auxilio et *actione musculorum interostallum*, nam in nobis ipsis, et in dormientibus *oculis et digitis* observamus *costas* dilitari et *sternum* clevari versus *jugulum*. Talis autem *mothus thoraus* a *contractione fibrarum diaphragmatis*, fieri non potest, quiacum contrahuntur, permeter ejusdem *diaphragmatis* minutur et trahitur versus centrum ; et proinde *costæ mendosæ*, appendices *verarum* et *sternum* trahuntur a *diaphragmate* deorsum : ergo tantum abest, ut elevationem *costarum* producant, quod eam impediant et stringant perimetrum *thoracis* ; et ideo *inspiratio* fieri non possest. Igitur ad quamlibet *inspirationem* efficiendam, necessario *diaphragma*, una cum *intercostalibus*, communi actione concurrere debent. (Alphonsi Borelli. *De motu animalium pars secunda*. Propositio LXXXIV.)

(2) *Sur les mouvemens de la respiration* ; mémoire à l'Académie des sciences, en 1753.

(3) *Élem. physiol.*, tome III, liv. VIII, p. 85. Haller dit en note, à la même page : Habet etiam Vesalius et ipse Galenus. — L'historique que je viens de faire, prouve que Haller prêtait aussi à Galien et à Vésale des idées absolument contraires à celles que ces anatomistes ont professées sur le diaphragme. La probité scientifique d'Haller est trop bien établie pour qu'on accuse ici sa bonne foi. Ces erreurs, trop fréquentes dans ses écrits, retombent sur ceux dont il se faisait aider dans ses recherches et qui interprétaient aussi infidèlement les auteurs.

(4) Sabatier et Boyer ont cependant fait intervenir les petits dentelés inférieurs et postérieurs comme élévateurs des côtes dans la respiration diaphragmatique, au lieu des intercostaux.

9

usage (1), le diaphragme. Voici comment ce physiologiste
explique le mécanisme de ce mouvement. « Quand le diaphragme se contracte, il refoule en bas les viscères, mais, pour
cela, le sternum et les côtes doivent présenter une résistance
suffisante à l'effort qu'il fait pour les tirer en haut. Or, la résistance ne peut qu'être imparfaite, puisque toutes ces parties
sont mobiles, c'est pourquoi chaque fois que le diaphragme se
contracte, il doit toujours élever plus ou moins le thorax. En
général, l'étendue de l'élévation sera en raison directe de la
résistance des viscères abdominaux et de la mobilité des côtes. »
(*Précis de physiologie*, t. xi, p. 380). Malheureusement, il man-
quait à cette théorie la démonstration expérimentale, et il en
résulta que le savant physiologiste ne convertit personne aux
idées de Galien et à sa théorie, aussi neuve qu'ingénieuse. Les
expériences que j'aurai bientôt à rapporter, me permettront,
j'espère, d'en apprécier la valeur.

Dix ans après (en 1843), MM. Beau et Maissiat, s'appuyant
cette fois sur des vivisections, essayèrent aussi de réhabiliter,
dans un travail remarquable (2), l'opinion de Galien sur l'action du diaphragme comme élévateur des côtes.

Après avoir coupé sur un chien les grands dentelés, les pectoraux et les scalènes, ils pratiquèrent de chaque côté l'incision
des six derniers espaces intercostaux, depuis le sternum jusqu'à la colonne vertébrale, de manière à séparer transversalement les parois thoraciques en deux portions, et alors ils ob-
servèrent encore quelques inspirations dans la portion inférieure, malgré l'étendue de cette plaie, et malgré surtout
l'affaissement des poumons qui eut lieu immédiatement. Après

---

(1) Je regrette d'avoir à faire remarquer que la découverte que M. Magendie
s'attribue, appartient à Galien et a été connue pendant de longs siècles.

(2) Quatrième série, t. i, p. 224.

avoir ensuite extirpé rapidement le diaphragme, le segment inférieur resta immobile.

MM. Beau et Maissiat ont conclu de leurs expériences que le diaphragme, par son action propre, élève les côtes diaphragmatiques en haut, et les porte en dehors. Mais ils n'ont pas admis la nécessité du point d'appui sur les viscères abdominaux, imaginé par M. Magendie pour expliquer le mécanisme de cette action du diaphragme sur les côtes inférieures, croyant que la résistance offerte à ce muscle par le péricarde, qu'ils ont nommé le tendon creux du diaphragme, était suffisante pour produire ces phénomènes.

Les expériences de MM. Beau et Maissiat ont été répétées par M. de Brou avec des résultats tout à fait contraires ; aussi cet observateur s'est-il hâté de protester contre les conclusions de MM. Beau et Maissiat (1). Il en est résulté que le plus grand doute règne encore dans la science sur l'action réelle du diaphragme, comme dilatateur de la base du thorax, et sur le mécanisme de cette action.

Pour arriver à la solution de ce problème scientifique, solution nécessaire à l'explication des phénomènes morbides non encore décrits que j'aurai à exposer dans ce travail, je me livre depuis plusieurs années à une série d'expériences électro-physiologiques sur l'homme et sur les animaux vivans, ou morts, mais dont l'irritabilité n'est pas encore éteinte.

Ces expériences, qui me paraissent décisives, et que je vais rapporter, me dispenseront de discuter les opinions contraires dont je viens de faire l'exposé historique.

---

(1) *Note sur l'action des muscles intercostaux*, par M. T. Debrou (*Gazette médicale* année 1843, p. 344).

RECHERCHES EXPÉRIMENTALES.

Je me propose de démontrer : 1º les mouvemens imprimés aux côtes par le diaphragme, alors que ce muscle a conservé ses rapports naturels avec les viscères abdominaux ; 2º les mouvemens imprimés aux côtes par le diaphragme, quand ses rapports naturels de contiguïté avec les viscères abdominaux n'existent plus ; 3º enfin, le mécanisme des mouvemens des côtes dans l'un et l'autre cas.

§ I. — MOUVEMENS IMPRIMÉS AUX CÔTES PAR LE DIAPHRAGME, DANS SES RAPPORTS NATURELS AVEC LES VISCÈRES ABDOMINAUX.

A. *Expériences sur l'homme vivant.* — C'est la pathologie qui m'a offert la première occasion de provoquer la contraction isolée du diaphragme, au moyen de l'électrisation localisée chez l'homme vivant.

Pour produire cette excitation du diaphragme, je dirigeai le courant de mon appareil d'induction sur le nerf phrénique, en plaçant les rhéophores sur le point où ce nerf croise le scalène antérieur avant de pénétrer dans la poitrine. (Je décrirai plus tard, avec quelques détails, le procédé opératoire qu'il convient d'employer, quand on veut localiser l'excitation électrique dans le diaphragme.) Voici, en résumé, la série de phénomènes électro-physiologiques qui se manifestèrent pendant cette expérience :

A l'instant où je fis arriver le courant d'induction sur le nerf phrénique, les côtes diaphragmatiques du côté excité s'élevèrent en se portant en dehors. Ces côtes firent un relief d'autant plus apparent, que la peau s'enfonçait dans les espaces interosseux qui étaient évidemment déprimés ; ce qui porte à croire que les muscles interosseux de ces espaces n'étaient pas alors en contraction. (Je me réserve de démontrer dans un autre travail l'action des interosseux.)

Cette expérience, répétée sur le nerf phrénique du côté opposé, donne les mêmes résultats. Enfin, l'électrisation simultanée des deux phréniques, produisit la même expansion des deux côtés à la fois.

Pendant que le diamètre transversal était agrandi, le diamètre antéro-postérieur augmentait aussi, mais d'une manière à peine appréciable.

Au moment où le mouvement d'expansion de la base du thorax fut ainsi produit artificiellement, l'air pénétra avec force dans les voies aériennes, malgré la volonté du malade à qui j'avais recommandé de suspendre sa respiration. Le bruit que faisait l'air en passant dans le larynx et la trachée, ressemblait à un long soupir. Pour examiner si, dans ce cas, la dilatation des poumons par l'air est nécessaire au mouvement d'expansion des côtes inférieures, qui se produit pendant l'excitation du nerf phrénique, j'empêchai l'air d'arriver dans les voies aériennes, après l'avoir fait expirer, en maintenant fermées la bouche et les narines du malade. Alors je vis le développement de la moitié inférieure de la poitrine, et le soulèvement des hypocondres se faire aussi bien que si l'air pénétrait dans les poumons. Mais le malade ressentit alors une très vive douleur au niveau de la base du thorax et du côté excité (1).

J'ai répété ces expériences un grand nombre de fois, sur ce sujet et sur d'autres malades, en présence de nombreux témoins, dont plusieurs sont très haut placés dans la science (2), afin de ne pas me laisser entraîner par mes propres illusions; et toujours j'ai observé les phénomènes que je viens d'exposer.

J'ai passé sous silence d'autres phénomènes intéressans, parce qu'ils ont moins trait au sujet qui fait l'objet de ce mémoire. Cependant, je dois dire que la phonation était impossible pendant la contraction artificielle du diaphragme, et que l'excitation de ce muscle produite par un courant à intermit-

---

(1) La douleur accusée par le malade est peut-être occasionnée par la séparation des feuillets de la plèvre toujours accolés, même pendant les mouvemens respiratoires.

(2) Ces expériences ont été répétées dans une des leçons de M. le professeur Bérard.

tences rapides ne peut être pratiquée, même pendant un temps très court, sans causer un suffocation immédiate.

L'excitation du nerf phrénique ne peut produire que la contraction du diaphragme ; il est donc permis de rapporter à l'action de ce muscle tous les phénomènes observés pendant les expériences précédentes.

Mais pourrait-on affirmer que la contraction artificielle du diaphragme, obtenue par l'intermédiaire du nerf phrénique, ne provoque pas la contraction synergique d'autres muscles inspirateurs ? L'expérience m'a appris qu'on est sûr d'isoler par l'électrisation localisée la contraction musculaire, et je suis certain, pour mon compte, que dans toutes les expériences précédentes le diaphragme entrait seul en contraction. Cependant, j'en vais fournir la preuve en répétant ces mêmes expériences sur le cadavre humain.

B. *Expérience sur le cadavre humain dont l'irritabilité n'était pas éteinte.* — J'ai dirigé un courant d'induction très intense et à intermittences rapides dans le nerf phrénique d'un sujet qui était mort depuis quelques minutes à l'hôpital de la Charité, en agissant alternativement sur les nerfs phréniques droit et gauche, ou sur ces deux nerfs à la fois ; j'ai observé alors exactement les phénomènes décrits précédemment, c'est à dire que les côtes diaphragmatiques se sont portées en haut et en dehors, et que les hypocondres et l'épigastre se sont soulevés, pendant que le cadavre faisait une inspiration assez distincte.

Cette expérience dissipe tous les doutes qui pouvaient encore persister dans certains esprits sur la réalité de la contraction isolée du diaphragme, qui, dans les expériences précédentes, a été provoquée chez l'homme vivant par l'électrisation localisée du nerf phrénique.

On a remarqué, sans doute, la grande analogie qui existe entre l'expérience que j'ai faite sur le cadavre humain et la belle expérience de Galien que j'ai rappelée dans les considérations historiques. On a vu que chez l'animal vivant, ce prince des anatomistes et des physiologistes laissait arriver la force nerveuse à un seul muscle inspirateur, le diaphragme, et paralysait les autres inspirateurs en liant ou coupant leur nerf; au contraire, dans mon expérience faite sur le cadavre humain, je substitue la puissance électrique à l'influx nerveux et je la dirige sur son diaphragme que j'anime momentanément.

Ces deux expériences se contrôlent donc mutuellement et démontrent ce qui pour moi était d'ailleurs bien prouvé depuis 18 siècles, quoique nié par la plupart des physiologistes, que chez l'homme, à l'état normal, la contraction isolée du diaphragme produit un mouvement d'élévation et d'expansion des côtes auxquelles il s'insère.

Pour que la démonstration scientifique de cette proposition fût complète, il faudrait, ainsi que l'a très judicieusement remarqué M. le professeur Bérard (1), que l'excitation électrique fût appliquée directement sur le nerf phrénique dénudé. Mais une telle expérience est impraticable chez l'homme; c'est ce qui m'a décidé à faire sur les animaux une série d'expériences que je vais exposer rapidement (2).

c. *Expériences sur les animaux vivans et morts dont le nerf phrénique a été dénudé.*

1° *Excitation du nerf phrénique dénudé chez l'animal vivant.* — L'animal étant maintenu et couché sur le dos, le nerf phrénique fut mis

---

(1) *Cours de physiologie fait à l'École de médecine*, par M. le professeur Bérard, 19e livraison, page

(2) Depuis plusieurs années j'attendais, pour faire ces expériences, une occasion favorable. M. Leblanc, membre de l'Académie de médecine, toujours prêt à aider aux recherches scientifiques, vient de m'offrir généreusement son concours et son habitude des vivisections. C'est ce qui m'a permis de terminer mes recherches sur le diaphragme.

à nu par M. Leblanc, avec une perte de sang très légère ; alors je plaçai sur chaque nerf phrénique, les rhéophores de mon appareil d'induction qui dégageait un courant très intense (au maximum) et à intermittences rapides. La voix de l'animal, qui jusqu'alors avait poussé de longs hurlemens, s'éteignit tout à coup, et les côtes de la moitié inférieure du thorax s'élevèrent en se portant en dehors. L'agrandissement de cette base de la poitrine augmenta alors dans des proportions considérables (le diamètre transversal de la base de la poitrine nous parut à peu près une fois plus grand). Pendant tout le temps que le courant passa dans les nerfs phréniques, les muscles de l'abdomen se contractèrent violemment d'une manière continue, et les hypocondres se soulevèrent modérément. Les muscles inspirateurs supérieurs (les scalènes, les grands pectoraux, les dentelés, les trapèzes, et aussi les interosseux de la moitié supérieure de la poitrine se contractaient avec une force extrême, mais ils se relâchaient brusquement pour produire les mouvemens alternatifs de la respiration (l'inspiration et l'expiration) dans la moitié supérieure de la poitrine, mouvemens devenus impossibles dans la moitié inférieure. Bien que la poitrine se dilatât évidemment et assez largement dans cette moitié supérieure par cet effort suprême de l'animal, la respiration supérieure se ralentit et s'affaiblit progressivement. et les signes de l'asphyxie se montrèrent rapidement en moins d'une minute, Ainsi, les lèvres étaient violettes, l'animal laissait pendre sa langue également violacée par sa gueule largement ouverte, ses yeux étaient saillans, etc. L'asphyxie paraissait très avancée, en moins de trois minutes, de cette contraction continue et artificielle du diaphragme. Comme je destinais cet animal à d'autres expériences, j'interrompis le courant. et ce ne fut qu'assez longtemps après que l'animal put respirer et faire des mouvemens.

L'électrisation électrique d'un seul phrénique, pratiquée avec le même courant, ne put produire l'asphyxie du côté excité ; les côtes inférieures étaient, il est vrai, écartées ; mais la respiration, qui exigeait de plus grands efforts, et qui évidemment s'exécutait librement du côté opposé, paraissait suffisante à l'hématose.

Les expériences précédentes, répétées sur un cheval vivant, produisirent des phénomènes analogues, quant à l'expansion des côtes diaphragmatiques. Mais comme il est difficile d'atteindre le phrénique sur le cheval, sans couper le muscle trachélo-huméral, ce que nous avions négligé de faire, l'excitation ne fut pas limitée exactement dans les deux phréniques à la fois, et l'asphyxie complète ne fut pas obtenue.

2° *Electrisation du nerf phrénique chez l'animal mort dont l'excitabilité n'est pas éteinte.* Un courant d'induction intense et rapide fut dirigé sur les deux phréniques dénudés du chien qu'on venait d'assommer, et qui avait servi dans l'expérience décrite plus haut; alors on vit l'expansion des côtes diaphragmatiques se produire comme lorsque l'animal était vivant; mais ce mouvement était beaucoup plus limité, tandis que les parois abdominales se soulevaient davantage. Pendant cet agrandissement de la poitrine, l'air pénétra avec force dans les voies aériennes et occasionna un bruit semblable à une grande inspiration.

J'ai répété cette même expérience sur plusieurs chevaux que M. Leblanc avait eu l'obligeance de faire abattre pour mes recherches, et sur lesquels il dénuda lui-même les nerfs phréniques après avoir enlevé le muscle.

La peau de ces animaux fut aussi enlevée rapidement, de telle sorte que nous pûmes voir et toucher tous les muscles inspirateurs pendant les expériences que nous avions à faire.

Deux gros nerfs croisaient obliquement le scalène antérieur; je les touchai alternativement avec les rhéophores et je vis que le nerf placé en dehors provoquait seulement la contraction de quelques muscles de l'épaule, et que le nerf le plus interne, que M. Leblanc m'avait indiqué comme le nerf phrénique, agissait uniquement sur le thorax et développait les phénomènes que je vais exposer, *qu'il fût ou non en rapport avec la moelle* (je mentionne ces détails pour prévenir certaines objections qui pourraient m'être faites). Ce nerf était donc bien le nerf phrénique; ce dont nous nous sommes assurés d'ailleurs en examinant son origine et son passage dans la poitrine.

Eh bien, voici ce que j'observai alors avec M. Leblanc et M. Debout, rédacteur en chef du *Bulletin de thérapeutique,* qui assistait aussi à ces expériences. Dès que j'excitai les deux phréniques à la fois, l'animal, mort depuis quelques minutes, fit une inspiration bruyante, ses côtes diaphragmatiques s'élevèrent de chaque côté en se portant en dehors, et les parois abdominales se soulevèrent.

Cet état de dilatation de la poitrine et de l'abdomen persista aussi longtemps que le courant rapide et intense de mon appareil continua de passer dans les nerfs phréniques. Si l'excitation était dirigée sur un seul nerf, les côtes inférieures et l'abdomen étaient mis en mouvement seulement du côté excité. Pendant cette expansion artificielle de la base du thorax, on put constater par le toucher que les intercostaux dénudés étaient dans un complet relâchement, et alors si je plaçais sur ces mêmes intercostaux les rhéophores d'un autre appareil, on les sentait se gonfler et se durcir.

En résumé, dans toutes ces expériences faites sur les animaux morts ou vivans, et dont les parois abdominales avaient été conservées intactes, l'électrisation localisée dans les nerfs phréniques dénudés a produit l'élévation des côtes diaphramatiques, et leurs mouvemens en haut ou en dehors.

Je dois dire, cependant, que, dans certains cas exceptionnels, le mouvement excentrique des côtes se propage aux côtes supérieures. C'est, en effet, ce que j'ai constaté sur un des cinq chevaux qui ont été sacrifiés pour mes expériences. L'animal était couché sur le côté opposé à celui dont le nerf phrénique était excité, et chaque fois que le courant faisait contracter son diaphragme, la paroi thoracique du côté excité s'élevait en s'écartant dans toute son étendue. Mais ce mouvement était beaucoup plus prononcé dans les côtes diaphragmatiques. On se rappelle que sur les autres chevaux, comme sur le chien, l'expansion de la poitrine a été parfaitement limitée aux dernières côtes.

A quoi faut-il attribuer cette différence d'action du diaphragme dans l'un et l'autre cas? Ne se pourrait-il pas que les cartilages des fausses côtes du premier cheval étant moins flexibles que chez les autres chevaux, le mouvement de la moitié inférieure de la poitrine eût été communiqué à la moitié supérieure? Ou bien ce phénomène doit-il être attribué ce que l'animal était couché sur le côté pendant l'expérience, tandis que les autres étaient maintenus couchés sur le dos?

Quelle que soit la valeur de ces hypothèses, cette expérience n'en établit pas moins que, dans certains cas, le mouvement

2

des côtes inférieures, sous l'influence de la contraction du diaphragme, peut être communiqué aux côtes supérieures.

Il ne peut exister aucun doute sur la contraction du diaphragme, dans toutes les expériences précédentes, puisqu'on nous a vus constater, par le toucher, que les autres muscles iuspirateurs (les intercostaux, les dentelés, etc.) étaient dans le relâchement.

Je ne pourrais préciser exactement le degré d'expansion imprimé aux côtes inférieures par le diaphragme à son summum de contraction. Je crois pouvoir affirmer, cependant, qu'alors cette expansion est assez considérable. Ainsi, j'ai vu que chez les chevaux morts, le thorax s'est écarté de chaque côté de 4 à 5 centimètres ; que sur le chien mort, le diamètre transversal s'est agrandi d'un tiers ; et enfin que, sur l'animal vivant, l'écartement des côtes inférieures était encore plus grand.

J'essaierai de démontrer la cause de cette différence de mouvement de la poitrine entre l'animal vivant et l'animal mort, quand les expériences que j'exposerai bientôt m'auront permis d'en expliquer le mécanisme.

Dans toutes ces expériences, le diamètre antéro-postérieur du thorax s'est aussi agrandi, mais dans de très faibles proportions. Il faut même y prêter une grande attention pour observer ce phénomène.

L'influence exercée par la contraction continue du diaphragme sur la respiration et la phonation, est très curieuse et importante à étudier, J'en tirerai bientôt des déductions applicables à la pathologie du diaphragme.

§ II. — Mouvemens imprimés aux côtes par le diaphragme, qui n'est plus dans ses rapports de contiguité avec les viscères abdominaux.

Les animaux qu'on venait d'abattre, et sur lesquels ont été faites les expériences que je viens de relater, ont été éventrés et leurs viscères abaissés ; puis j'ai dirigé de nouveau, sur leurs nerfs phréniques dénudés, un courant intense et à intermittences rapides. A l'instant où le diaphragme s'est contracté, les côtes auxquelles il s'insère ont été attirées en dedans, au lieu de se porter en dehors comme dans les expériences précédentes.

Ce mouvement concentrique des côtes diaphragmatiques est beaucoup moins étendu que le mouvement excentrique qu'on leur voit faire, quand les parois abdominales sont intactes. Ainsi, par exemple, chez le cheval mort et éventré, l'excitation du diaphragme resserre la base du thorax à peu près de 2 centimètres de chaque côté, tandis que si le diaphragme a conservé ses rapports naturels avec les viscères abdominaux, la même excitation écarte les côtes de chaque côté de 5 à 6 centimètres. La différence entre ces deux mouvemens est donc de 7 à 8 centimètres de chaque côté du thorax.

Aussi longtemps que le courant passe dans les nerfs phréniques, la base de la poitrine est maintenue resserrée ; mais quand le courant est interrompu, les côtes inférieures s'écartent en vertu de leur élasticité, pour reprendre la position qu'elles occupent pendant l'absence d'action musculaire.

Le diaphragme, abandonné à ses propres forces quand il a perdu ses rapports de contiguité avec les viscères abdominaux, est donc expirateur, quant aux mouvemens qu'il imprime aux côtes inférieures, mais il n'en agrandit pas moins alors le diamètre vertical de la poitrine, en abaissant le diaphragme.

Voici les changemens que j'ai observés dans le plan du diaphragme chez le cheval mort et éventré pendant l'abaissement artificiel de ce muscle. Au moment où les rhéophores sont appliqués sur les deux phréniques, les fibres musculaires qui aboutissent au centre phrénique deviennent rectilignes et impriment leur direction oblique de dehors en dedans et de

bas en haut à la partie la plus externe du centre phrénique; tandis que la partie du centre phrénique qui est
liée au péricarde, s'abaisse en conservant son plan horizon-
tal. Mais cet abaissement du diaphragme s'arrête bientôt, et
quelqu'intense que soit le courant, on ne peut faire descendre
ce muscle au niveau de ses attaches costales et sternales. Il en
résulte qu'à son maximum de contraction, le diaphragme
prend à peu près la forme d'un cône tronqué, dont la base
répond à la partie inférieure de la poitrine.

On voit qu'il y a loin de là à la forme convexe du côté de
l'abdomen que prendrait le diaphragme pendant ses plus
grandes contractions, d'après certains expérimentateurs, entre autres Haller, etc. J'ai varié vainement mes expériences
pour produire ce phénoméne. Ainsi, j'ai excité alternativement les côtés du diaphragme, soit en concentrant le courant
dans chacun des nerfs phréniques, soit en plaçant les excitateurs directement sur les fibres musculaires du diaphragme,
jamais je n'ai pu produire la convexité en bas de ces fibres
musculaires. Que ces dernières se contractent toutes ensemble;
ou partiellement, on les voit toujours devenir rectilignes de
courbes qu'elles étaient, et conserver une direction oblique de
bas en haut et de dehors en dedans.

Ce n'est pas que la contraction du diaphragme soit trop
faible, quand l'abdomen est ouvert, pour produire un plus
grand abaissement; car M. Leblanc et moi n'avons pas pu
empêcher la descente du diaphragme en plaçant le poing au
au centre de ce muscle, pendant sa contraction par l'électricité. Il nous a fallu employer toute notre force pour en diminuer un peu l'abaissement.

On n'a pas oublié que l'animal mort, dont le diaphragme a
conservé tous ses rapports naturels, fait une inspiration

bruyante quand on provoque la contraction de ce muscle. Eh bien ! ce phénomène n'a plus lieu si les viscères abdominaux sont abaissés après son éventration. C'est ce qui prouve que dans ce dernier cas l'air passe en moindre quantité et avec moins de force dans les voies respiratoires. On se rend parfaitement compte de ces phénomènes différens, en se rappelant que dans la première expérience, la capacité de la moitié inférieure s'agrandissait en tous sens ; tandis que dans la seconde, elle diminue, dans le sens du diamètre transversal.

§ III. — MÉCANISME DES MOUVEMENS DE LA PARTIE INFÉRIEURE DE LA POITRINE PENDANT LA CONTRACTION DU DIAPHRAGME.

Comment expliquer que pendant plusieurs siécles les anatomistes les plus illustrés aient pu méconnaître le mouvement d'abaissement du diaphragme par le fait de sa contraction, phénomène des plus patens et qui n'est aujourd'hui contesté par personne ? Il faut que ces anatomistes aient été trompés par les apparences, dans les vivisections qu'ils pratiquaient journellement. On sait qu'en effet, à cette époque, l'anatomie vivante (les vivisections) formait la partie essentielle dans l'étude de l'anatomie et qu'on s'y préparait par des dissections faites sur le cadavre (l'*anatomie morte*). Ainsi Vésale, qui, à mon sens, ne peut pas avoir négligé de répéter cette curieuse expérience de Galien, dans laquelle ce prince des anatomistes, qui aussi se montrait grand physiologiste, paralysait tous les inspirateurs à l'exception du diaphragme ; Vésale, dis-je, a vu sans doute, comme dans mes expériences électro-physiologiques, la poitrine se resserrer au moment de l'abaissement du diaphragme, si alors les viscères abdominaux de l'animal éventré n'étaient plus en rapport avec ce muscle. Or, comme il avait dû observer que dans cette même expérience la poitrine exécutait un mouvement contraire à celui qu'elle fait pendant l'inspiration, alors que les parois abdominales du même animal sont dans leur état normal, n'était-il autorisé à en conclure que le diaphragme s'élève pendant l'inspiration et que cette élévation est le résultat de la contraction de ce muscle? Une erreur aussi étrange, partagée par tant d'autres anatomistes non moins célèbres, ne peut s'expliquer que de cette manière.

Mais si ces expérimentateurs avaient pu, comme on me l'a vu faire, maintenir le diaphragme en contraction continue pendant plusieurs minutes, en dirigeant sur lui l'électricité, cet agent analogue à la force nerveuse, une telle erreur n'eût pas été possible de leur part ; et alors ils auraient cherché la cause des mouvemens contraires, que l'on voit le diaphragme imprimer aux côtes, suivant que ce muscle a conservé ou perdu ses rapports naturels avec ses viscères abdominaux ; ils auraient, enfin, cherché à expliquer le mécanisme de ces divers mouvemens.

C'est le problème que je vais m'efforcer de résoudre.

MM. Beau et Maissiat, on le sait, ont écrit dans le travail remarquable qu'ils ont publié dans les *Archives générales de médecine* (1), que le péricarde s'oppose assez énergiquement à l'abaissement du diaphragme pour lui offrir un point fixe, à l'aide duquel ce muscle élève les côtes auxquelles il s'insère et les porte en dehors. Ces observateurs reconnaîtront, sans aucun doute, l'évidence des faits que j'ai exposés et qui établissent qu'ils se sont trompés dans l'interprétation des phénomènes qu'ils ont observés dans leurs vivisections. Mes

---

(1) *Recherches sur le mécanisme de la respiration (Arch. génér. de méd.* 4ᵉ séric, l. II, 2ᵉ art.)

expériences sont tellement concluantes, qu'elles me dispensent d'entrer en discussion sur ce point avec ces habiles expérimentateurs, dont le travail est du reste des plus sérieux. Il me suffit de rappeler que, chez tous les animaux morts dont j'ai excité les phréniques, et dont les viscères abdominaux étaient abaissés, le péricarde était intact, et que cependant ce tendon creux du diaphragme, comme ils l'ont appelé, n'a pas empêché ce muscle de resserrer la base de la poitrine.

Il ressort aussi de ces expériences que c'est bien réellement grâce à la résistance opposée à son abaissement par les viscères abdominaux, que le diaphragme possède le pouvoir d'imprimer un mouvement d'expansion à la moitié inférieure de la poitrine.

Il est donc bien établi, par mes recherches, que l'action propre du diaphragme, malgré la résistance que le péricarde peut opposer à son abaissement, est de porter les côtes diaphragmatiques en dedans, c'est-à-dire de faire le contraire de la fonction physiologique qu'il est appelé à remplir, quand il se contracte, dans ses rapports naturels avec les viscères abdominaux.

Dans ce mouvement des côtes en sens contraire, suivant que le diaphragme a conservé ou non ses rapports avec les viscères abdominaux, n'y a-t-il qu'une question de point d'appui, comme le professe théoriquement le savant physiologiste, M. Magendie. C'est pour élucider cette question, que j'ai essayé d'empêcher l'abaissement du diaphragme chez les chevaux morts, en plaçant mon poing au centre de ce muscle, pendant que je le faisais contracter par l'excitation du nerf phrénique. J'ai déjà dit précédemment, que le diaphragme s'est abaissé alors, malgré toute la résistance que je pouvais lui opposer ; mais que ce mouvement d'abaissement fut beaucoup plus limité que lorsque le diaphragme était libre dans son action. Certainement cette force de résistance à la descente du diaphragme doit être égale, sinon supérieure, à celle qui lui est offerte par les viscères abdominaux; et cependant, lorsque M. Leblanc et moi nous employions toute notre force musculaire pour donner un point d'appui au diaphragme, les côtes qui lui servent d'attache inférieure, ne se portèrent pas en oehors, comme lorsque ce muscle trouvait un point fixe sur les viscères abdominaux ; nous réussîmes seulement à empêcher les côtes inférieures à se porter en dedans. (MM. Leblanc et Debout, témoins de cette expérience, crurent voir, il est vrai, un léger écartement des côtes; pour moi, j'avoue que c'était fort contestable.)

Cette expérience démontre que plus le diaphragme est maintenu dans l'élévation pendant sa contraction, plus il a de tendance à élever les côtes diaphragmatiques et à les porter en dehors; mais il établit aussi de la manière la plus évidente qu'il lui faut quelque chose de plus, pour que ce mouvement excentrique des côtes soit franchement et complètement produit.

Ce quelque chose doit être, selon moi, la plus grande surface du point d'appui offerte au diaphragme par les viscères abdominaux. Voici quel serait alors le mécanisme de l'élévation des côtes, et, consécutivement, de leur écartement.

Il est nécessaire de rappeler ici les changemens décrits plus haut, que l'on voit survenir dans le plan du diaphragme chez les animaux dont les viscères abdominaux sont abaissés par l'excitation de leurs nerfs phréniques. J'ai dit précédemment que le diaphragme prend alors la forme d'un cône tronqué, dont les côtés sont formés par des fibres musculaires et une partie du centre phrénique. Les fibres musculaires, par leur direction oblique de dehors en dedans et de bas en haut, s'éloignent trop de la verticale par le fait de l'abaissement de leur attache supérieure au centre phrénique, pour élever les côtes diaphragmatiques, qui, en conséquence, doivent obéir seulement à la force qui les attire en dedans.

Les viscères abdominaux ont-ils conservé leurs rapports naturels avec le diaphragme; ils se laissent, il est vrai, déprimer en masse par sa contraction; mais ils lui offrent, comme point d'appui, leur surface en partie solide, dont la convexité s'adapte merveilleusement à toute sa surface concave en bas, et s'oppose ainsi au redressement de ses fibres musculaires. Il en résulte qu'en raison de la forme toute particulière du point d'appui offert par les viscères abdominaux, les fibres musculaires conservent en partie leur courbure naturelle qui leur permet d'agir sur les côtes diaphragmatiques dans une direction presque verticale, et en conséquence de les attirer en haut. Or, toute côte qui s'élève, se porte nécessairement en dehors, ainsi que l'a fort bien démontré Borelli.

Il ressort aussi de mes expériences, que l'expansion du thorax par la contraction artificielle du diaphragme est plus grande chez l'animal vivant. Ce phénomène vient de ce que les parois abdominales opposent à la descente des viscères plus de résistance pendant la vie qu'après la mort. On n'a pas oublié cette curieuse expérience dans laquelle on a vu chez un chien vivant le diamètre transversal de la base du thorax presque doublé pendant l'excitation électrique de ses nerfs phréniques ; tandis qu'après sa mort, l'expansion de cette partie de la poitrine avait à peine augmenté d'un tiers sous l'influence de la même excitation. Dans le premier cas, l'animal maintenait ses muscles abdominaux contractés avec la plus grande énergie. Aussi l'épigastre et les hypocondres étaient-ils alors à peine soulevés. Dans le second cas, les parois abdominales, restées flasques, s'étaient laissé distendre par les viscères. Je ne crois pas que le diamètre transversal du thorax ait pu être doublé par le seul fait de la contraction du diaphragme. Les viscères comprimés alors entre le diaphragme et les parois abdominales violemment contracturés, sont refoulés vers les parois thoraciques qu'ils refoulent en dehors, et augmentent ainsi mécaniquement l'expansion du thorax déjà produite par la contraction du diaphragme.

Quelle qu'en soit l'explication, ce phénomène démontre évidemment que l'écartement des côtes inférieures, par la contracture du diaphragme, augmente en raison directe de la résistance des viscères ou des parois abdominales. Cette résistance, en s'opposant à l'abaissement du diaphragme, empêche ou entrave l'agrandissement du diamètre vertical de la cavité thoracique ; mais l'expansion transversale plus grande que la poitrine y gagne alors, est une sorte de compensation. Si l'on réfléchit aux causes fréquentes qui peuvent aussi mettre obstacle à l'abaissement du diaphragme, et conséquemment gêner la respiration, on voit, comme aurait dit Galien, ce profond écrivain de l'*Usage des parties*, combien la nature a été sage et prévoyante en donnant au diaphragme la faculté de rendre alors en largeur à la cavité thoracique, à peu près ce qu'elle perd en hauteur.

DEUXIÈME PARTIE.

RECHERCHES ÉLECTRO-PATHOLOGIQUES ET THÉRAPEUTIQUES.

Mes recherches électro-physiologiques sur le diaphragme m'ont naturellement conduit à une série d'études électro-pathologiques et thérapeutiques sur ce muscle. Ainsi, quels sont ou quels doivent être les troubles fonctionnels occasionnés par l'atrophie, la paralysie et la contracture du diaphragme? Quels en sont les signes diagnostiques? Dans quelles limites l'intervention thérapeutique de l'électrisation localisée peut-elle combattre ces affections diverses? Quels sont, enfin, les avantages de l'excitation électrique du diaphragme, par l'intermédiaire des nerfs phréniques, comme moyen de produire la respiration artificielle dans l'asphyxie?

La connaissance exacte de l'action individuelle du diaphragme et l'application de l'électrisation localisée ont facilité singulièrement ces recherches, qui vont faire l'objet de la seconde partie de ce mémoire.

A. ATROPHIE ET PARALYSIE DU DIAPHRAGME.

J'ai cherché vainement dans les auteurs une description quelconque de l'atrophie ou de la paralysie du diaphragme. Selon la plupart d'entre eux, la paralysie du diaphragme, est trop rapidement mortelle, pour qu'on ait eu le temps d'en observer les symptômes; de sorte que s'ils en reconnaissent l'existence, ce n'est que théoriquement. Je n'ai donc pas à faire l'historique de la paralysie ou de l'atrophie du diaphragme.

J'exposerai d'abord les observations d'atrophie et de paralysie du diaphragme que j'ai recueillies, et ferai suivre chacune d'elles de quelques considérations cliniques; je tirerai ensuite de l'ensemble de toutes ces observations les déductions qui peuvent servir à l'étude du diagnostic, du pronostic et du traitement de ces affections.

§ I. — RELATION DES OBSERVATIONS D'ATROPHIE ET DE PARALYSIE DU DIAPHRAGME.

1° Atrophie du diaphragme.

OBSERVATION I. — *Atrophie du diaphragme chez un homme atteint de la maladie appelée atrophie musculaire progressive; — mort par complication bronchique simple et sans fièvre.*

Hôpital de la Charité, salle St-Ferdinand, n° 24 (service de M. Cruveilhier). M. X..., capitaine au long cours, âgé de 45 ans, d'un tempérament sanguin, n'a jamais fait de maladie grave, n'a jamais eu la syphilis, a usé modérément des plaisirs vénériens, a navigué toute sa vie, et s'est toujours convenablement nourri. Une de ses sœurs et deux de ses oncles maternels ont été atteints d'atrophie musculaire générale, et ont succombé à cette maladie. Cependant, trois autres frères et deux sœurs vivent encore, et ne paraissent pas jusqu'à présent menacés de cette maladie de famille. Il y a deux ans, sans cause connue, sans avoir ressenti de douleurs dans le rachis, il éprouva pour la première fois dans le membre supérieur des crampes qui revenaient plus souvent dans les avant-bras; puis il s'aperçut que ses bras diminuaient de volume et perdaient leurs forces. Prévenu de la gravité de cette lésion par celles qu'il avait observées dans sa famille, il se soumit dès le début au traitement le plus énergique; et malgré des moxas, des cautères, malgré la cautérisation transcurrente appliquée sur le trajet de la colonne vertébrale, malgré une foule d'autres remèdes en usage dans les lésions présumées de la moelle épinière, l'atrophie se généralisa, et n'atteignit qu'en dernier lieu les muscles des membres inférieurs. L'atrophie, dans sa marche, a toujours été précédée de crampes ou de douleurs profondes.

Bien que le malade soit réduit à l'état de squelette au moment de son entrée à l'hôpital, on retrouve encore tous ses muscles à l'état rudimentaire, à l'exception de quelques muscles de l'éminence thénar et de la jambe; il se tient encore debout et peut marcher à l'aide d'un bras.

Dans la position horizontale, il ne peut se mettre sur son séant, ni se placer sur les côtés. Les membres supérieurs ont conservé leurs mouvemens volontaires, les mouvemens d'opposition du pouce sont seuls perdus. Aux membres inférieurs, la flexion des orteils du côté droit est seule détruite. Depuis quelque temps, il éprouve de la gêne dans la respiration ; il est essoufflé au moindre mouvement ; en parlant, il est forcé de s'arrêter pour reprendre haleine. *Pendant l'inspiration, les parois de l'abdomen, loin de se soulever, s'enfoncent au contraire ; tandis que les parois thoraciques se dilatent.* Enfin, on voit dans toutes les régions du corps la peau soulevée par des contractions fibrillaires.

La santé de ce malade était assez bonne ; l'auscultation n'avait fait découvrir aucune affection bronchique ou pulmonaire. L'électrisation localisée, pratiquée une douzaine de fois, avait augmenté ses forces, quand il contracta une simple bronchite sans fièvre. Il n'eut pas alors la force d'expectorer les mucosités qui s'amassèrent dans ses bronches, et l'asphyxièrent en quelques jours. Comme il ne voulait pas mourir à l'hôpital, dans la crainte d'affliger sa famille, il s'était fait transporter à son domicile. L'autopsie ne put être faite.

Réflexions. — On remarque dans cette observation que l'atrophie progressive, dans sa marche, n'a atteint le diaphragme qu'après avoir successivement envahi la plupart des autres muscles.

On a vu aussi que le malade respirait assez bien quand il restait en repos; mais il était essoufflé au moindre mouvement, ou quand il lui fallait parler. Il eût vécu sans son diaphragme aussi longtemps que les intercostaux n'eussent pas été atteints ; les autres muscles inspirateurs (trapèzes, grands dentelés, etc.) ne pouvaient guère compter chez lui, car ils n'existaient plus qu'à l'état rudimentaire. Il eût, je le répète, vécu sans son diaphragme, comme le prouveront d'autres observations, s'il n'avait pas contracté une bronchite. Bien que celle-ci fût des plus simples, et n'eût pas occasionné la moindre fiévre, il n'eut pas la force de se débarrasser des mucosités qui, en s'accumulant, produisirent bientôt l'asphyxie.

Mais était-ce bien l'inertie du diaphragme qui, pendant l'inspiration, occasionnait chez ce malade la dépression de l'épigastre et des hypocondres, tandis que la poitrine s'agrandissait latéralement? Ce diagnostic me fut inspiré par cette expérience physiologique dans laquelle on observe, après la section des nerfs phréniques d'un animal, la même perversion des mouvemens naturels de la poitrine et de l'abdomen. J'en démontrerai l'exactitude dans l'observation suivante, qui offre une marche et des symptômes analogues, bien que la terminaison en ait été plus heureuse.

OBSERVATION II. — *Atrophie du diaphragme chez un homme dont un grand nombre de muscles ont été déjà détruits par l'atrophie musculaire progressive ; — signes de cette atrophie ; sa guérison par l'électrisation localisée.* — (Cette observation étant rapportée dans un autre travail, j'en extrairai seulement ce qui a trait au sujet de ce mémoire.)

Bonnard, mécanicien, âgé de 25 ans, demeurant rue du Canal-Saint-Martin, n° 9. . . . .

L'atrophie musculaire qui avait débuté, chez ce malade, en 1848, s'était déjà généralisée en 1850 (elle avait détruit en grande partie toute la première couche musculaire du tronc et les fléchisseurs de l'avant-bras gauche sur le bras). Quand il me fut adressé par un confrère, en décembre 1850, il éprouvait une grande gêne dans la respiration, gêne qui augmentait par la marche ou par le moindre exercice ; il était essoufflé après avoir fait quelques pas, ou après avoir monté un escalier ; il était forcé de s'arrêter à chaque instant pour reprendre haleine. Il ne pouvait parler sans fatigue. S'il était resté quelque temps en repos, s'il ne parlait pas, les mouvemens de la poitrine et de l'abdomen étaient réguliers pendant l'inspiration ; mais pour peu qu'il s'agitât, l'isochronisme des mouvemens de la poitrine *était perverti ; pendant l'inspiration, l'épigastre et les hypocondres se soulevaient, tandis que la poitrine se dilatait, et dans l'expiration, les mouvemens du thorax et de l'abdomen avaient lieu en sens inverse.*

Ces phénomènes, que j'avais observés chez le malade précédent, annonçaient la lésion du diaphragme, qui avait été si fatale à ce dernier. Ils n'étaient accompagnés d'aucun bruit anormal, appréciable par l'auscultation ; ils étaient récens (le malade ne les faisait remonter qu'à une quinzaine de jours). Je résolus dès lors de combattre cette lésion naissante du diaphragme, que j'attribuai à un commencement d'atrophie, par l'excitation électrique dirigée sur lui, par l'intermédiaire des nerfs phréniques. (C'est sur Bonnard que je fis, pour la première fois, cette expérience, que j'ai répétée bien souvent et publiquement depuis lors.) Après quelques semaines d'excitation de son diaphragme, Bonnard n'éprouvait plus de gêne de la respiration ; il faisait de longues courses, montait les escaliers sans devoir s'arrêter ; enfin, ses mouvemens respiratoires n'offraient plus rien d'anormal.

Réflexions.—Chez ce malade on remarque les mêmes symptômes que dans l'observation précédente, c'est-à-dire l'affaissement de l'épigastre et des hypocondres pendant l'expansion inspiratrice de la poitrine.

Si le diagnostic de la paralysie du diaphragme, déduit de la perversion des mouvemens naturels du thorax et de l'abdomen qu'on observe après la section des nerfs phréniques d'un animal vivant, ne paraissait pas suffisamment établi dans les deux observations précédentes, les expériences que je fis sur Bonnard me paraissent devoir en compléter la démonstration. Ainsi, l'orsqu'au moment de son inspiration je faisais passer un courant dans un de ses nerfs phréniques, l'hypocondre et la poitrine du côté excité étaient soulevés en même temps, tandis que du côté opposé la poitrine et l'hypocondre continuaient de se mouvoir en sens contraire. Quand j'excitais les deux phréniques à la fois, les mouvemens inspirateurs se faisaient des deux côtés comme à l'état normal.

L'affaissement des hypocondres ne se manifestait chez Bonnard que pendant les grandes inspirations, tandis que dans la respiration tranquille, alors qu'il restait en repos ou qu'il n'était pas agité, les mouvemens de la poitrine et de l'abdomen était normaux. Cela signifie que le diaphragme avait encore assez de force pour empêcher l'ascension des viscères quand la poitrine ne se dilatait pas trop, ou en d'autres termes que l'atrophie de ce muscle était encore peu avancée. On sait, en effet, que la gêne de la respiration était récente.

Enfin, je puis dire après la guérison des troubles fonctionnels respiratoires qui fut obtenue dans ce cas par l'électrisation des nerfs phréniques : *naturam morborum ostendunt curationes.*

2° **Paralysie du diaphragme.**

a. Paralysie du diaphragme de cause saturnine.

OBSERVATION III. — *Paralysie du diaphragme chez un homme atteint d'une paralysie générale présentant tous les caractères de la paralysie saturnine.*

M. M..., ex-représentant du peuple, entra le 7 février 1849 à la Charité, salle Saint-Charles, n° 17, pour s'y faire traiter d'une paralysie générale dont je ne rapporterai pas l'histoire entière. Mais je dois dire que cette paralysie datait de deux mois ; que la contractilité électrique paraissait abolie dans les extenseurs des avant-bras, et diminuée dans les extenseurs de la jambe sur la cuisse, et que la paralysie ayant été précédée de coliques avec constipation opiniâtre pendant un temps assez long, je fus porté à l'attribuer à une intoxication saturnine. Enfin, j'ajouterai, pour justifier ce diagnostic, que ce malade, chef d'atelier dans une usine de machines à vapeur, roulait souvent dans les mains un mastic composé de céruse et de minium, et que, de plus, on voyait encore sur ses gencives le liseré caractéristique.

Quand je l'observai à la Charité, je fus frappé de la gêne de sa respiration, que nulle affection aiguë ou chronique des voies respiratoires ne pouvait expliquer. Il ne pouvait parler sans respirer à chaque mot ; il n'avait point d'aphonie, mais sa voix était extrêmement faible ; sa respiration, habituellement fréquente, le devenait encore davantage quand il avait prononcé quelques mots ou qu'il faisait le plus petit mouvement. Cependant, il n'avait aucune douleur dans la poitrine ni dans les côtes. Enfin, pendant l'inspiration, qu'elle fût tranquille ou agitée, l'*épigastre et les hypocondres s'affaissaient pendant que les parois thoraciques se dilataient, l'expiration produisait des mouvemens opposés, c'est-à-dire que l'abdomen se soulevait pendant que la poitrine se resserrait.*

Les bains sulfureux, l'iodure de potassium furent prescrits par M. Fouquier contre cette paralysie, qu'il croyait, comme moi, saturnine. L'électrisation localisée fut aussi appliquée sur chacun des muscles des membres, me réservant de tenter plus tard la guérison de la paralysie du diaphragme par l'excitation des nerfs phréniques. Après cinq ou six séances, on avait déjà obtenu une amélioration notable dans certains muscles. Ainsi, il fléchissait l'avant-bras sur le bras, il écartait celui-ci du tronc dans les membres inférieurs, il commençait à fléchir la jambe sur la cuisse, et celle-ci sur le bassin. Malheureusement, une arthrite rhumatismale intercurrente me força d'interrompre ces excitations électro-musculaires, pour faire place à un traitement purement anti-phlogistique (saignées, sangsues, cataplasmes, etc.) Après la guérison . de ce rhumatisme (un mois plus tard), l'électrisation localisée allait être reprise pour activer la guérison de la paralysie, quand le malade dut demander sa sortie pour affaire d'intérêts. Il commençait à marcher, et la paralysie n'existait plus que dans les muscles de la région antibrachiale postérieure ; mais son diaphragme était encore paralysé.

Ce malade vint me consulter six mois plus tard, et il me dit que, peu de temps après sa sortie de la Charité, la gêne de la respiration avait disparu, sans qu'il eût rien fait pour arriver à ce résultat. Je constatai alors que le soulèvement de l'abdomen avait lieu comme à l'état normal pendant l'inspiration. Il me dit ensuite que la faiblesse générale et la paralysie de ses avant-bras l'empêchant de se livrer à ses affaires, il avait dû aller compléter sa guérison à l'hôpital Beaujon ; qu'il y avait, il est vrai, retrouvé ses forces sous l'influence des bains sulfureux, mais que la paralysie de ses extenseurs situés à l'avant-bras, était peu améliorée ; je constatai, en effet, de nouveau que ces muscles ne se contractaient pas par l'électricité.

RÉFLEXIONS. — On sait que la paralysie saturnine établit habituellement son siége d'élection dans certains muscles de la région antibrachiale postérieure. (J'ai démontré, dans des recherches antérieures, que ces muscles perdent la faculté de se contracter par l'électricité.) Eh bien ! lorsque l'intoxicatiou saturnine produit une paralysie générale, on trouve encore le cachet de cette paralysie saturnine dans ces mêmes muscles de la partie postérieure de l'avant-bras, qui, aux membres supérieurs, sont les seuls qui aient perdu leur irritabilité (1).

----

(1) C'est une proposition qui ressort de mes recherches, et que je compte démontrer prochainement.

C'est ce caractère distinctif de la paralysie saturnine généralisée qui me mit sur la voie de la nature de la paralysie, dans le fait que je viens de rapporter. Ce diagnostic différentiel fut plus tard pleinement justifié.

J'ai dit que la paralysie générale saturnine conservait son cachet distinctif dans certains muscles de l'avant-bras par la perte de l'irritabilité électrique ; c'est dans ces muscles qu'on la voit généralement persister, alors que les mouvemens volontaires sont revenus depuis longtemps dans les autres muscles. Je pourrais rapporter un assez grand nombre de faits à l'appui de cette opinion, que je me propose de démontrer ailleurs.

On a vu que la paralysie générale saturnine de M. M... a suivi la même marche curative. Il ressortirait donc de ce fait que le diaphragme, alors qu'il est atteint par la paralysie saturnine généralisée, se trouverait heureusement au nombre des muscles qui sont le moins profondément affectés, puisqu'il recouvre un des premiers ses fonctions.

OBSERVATIONS IV et V. — La paralysie du diaphragme n'est pas infiniment rare dans la paralysie saturnine, car je me rappelle en avoir observé une en 1845, à la Charité, salle St-Michel, n° 40, et en 1852, j'en ai rencontré une autre à la Pitié, chez un malade couché au n° 10 de la salle Saint-Ferdinand, service provisoire de M. Aran, avec qui j'ai constaté l'existence des symptômes de cette paralysie du diaphragme chez ce malade. Les deux sujets qui étaient atteints de cette paralysie du diaphragme exerçaient la profession de peintre et avaient eu des coliques saturnines. Chez eux, la paralysie s'était généralisée comme dans l'observation III. (J'ai eu encore l'occasion d'observer que celui de la Pitié présentait les caractères que j'ai toujours rencontrés dans la paralysie générale de cause saturnine, à savoir, l'absence ou la diminution de contractilité électrique dans certains muscles de la région postérieure de l'avant-bras et dans les extenseurs de la jambe sur la cuisse.) Eh bien! ces deux malades présentaient comme signe diagnostic de paralysie du diaphragme les mêmes symptômes que j'ai décrits dans les observations précédentes, c'est-à-dire la perversion des mouvemens naturels de la poitrine et de l'abdomen qui ont lieu pendant l'inspiration et l'expiration. Le malade de la Charité eut une bronchite qui le mit dans une situation des plus graves ; celui de la Pitié, qui n'avait aucune affection thoracique, n'éprouvait pas une grande gêne pour respirer quand il était en repos. Comme à l'époque où j'observais ces malades mon attention n'était pas fixée sur la paralysie du diaphragme, j'ai négligé (et je le regrette bien aujourd'hui) d'analyser avec soin tous les troubles fonctionnels qui résultent de la lésion dont ils étaient affectés ; j'avouerai même que j'ignore entièrement comment cette paralysie s'est terminée chez eux.

J'espère réparer cette négligence dans l'observation suivante, que j'ai l'occasion d'observer au moment où j'écris ce mémoire.

b. Paralysie du diaphragme de cause hystérique.

OBSERVATION VI. — Louise Deschamps, modiste, âgée de 30 ans, fille d'une forte constitution, a eu soit la rougeole, soit la scarlatine, à 6 ou 7 ans. Réglée à 11 ans, elle était grande et forte, et depuis elle a toujours été parfaitement réglée, mais peu abondamment. Sa mère, qui était d'une bonne santé, est morte à 57 ans, en peu de jours, avec un côté paralysé ; son père est mort tombé en enfance, par suite d'abus de boisson.

En 1831, elle a eu une fièvre intermittente pendant quatorze ou quinze mois ; elle est alors devenue pâle et maigre.

Il y a sept ou huit ans, elle commença à avoir des maux de reins, qui n'augmentaient pas pendant la marche, puis alla un peu mieux au bout de deux ou trois mois ; dans les premiers temps elle voyait en blanc. Cet état a duré trois ou quatre ans, et dans cet intervalle l'utérus a été cautérisé cinq à six fois. Les règles allaient alors très bien ; elle n'avait pas de pertes. Pendant trois ou quatre ans elle fut sujette à des migraines très intenses, surtout du côté gauche de la tête, quelquefois au front ou en arrière, migraines accompagnées de nausées, durant cinq à six heures, l'obligeant ordinairement à se coucher et revenant à la suite de la moindre contrariété. Pendant cette période, la malade était très nerveuse.

Elle vint à Paris à l'âge de 16 ans, où elle travaillait comme lingère dans un très fort magasin. A la suite d'une très vive discussion, elle eut de forts élancemens dans la tête, des éblouissemens et des hallucina-

tions; ce qu'on lui disait ressemblait, d'après son dire, à des ricane-
mens diaboliques, à de violens reproches (elle avait été accusée de vol).

Quelques jours après, elle prit le lit, ayant des maux de tête violens, du délire avec cris; on fut alors obligé de l'attacher et de clore
les fenêtres de sa chambre. En février 1848, elle partit pour son pays,
où elle resta dix-huit mois comme idiote; on la couchait, on la menait
comme un enfant. Elle fut alors un peu mieux et revint à Paris. Elle
entra à l'Hôtel-Dieu, dans la salle Saint-Roch, n° 11, service de
M. Louis, le 8 octobre 1849, où elle resta jusqu'au 27 novembre 1850.
Elle était paraplégique. On lui appliqua de nombreux cautères sur
les côtés de la colonne vertébrale. A Pâques, elle commença à se lever;
mais en juillet, elle ne marchait encore qu'avec l'aide de deux personnes.
Elle sortit le 20 novembre, parfaitement bien, et reprit son travail;
mais ayant des alternatives de bien et de mal; on lui appliqua encore
trois vésicatoires dans le dos.

A Pâques, elle alla à St-Cloud jusqu'à la Toussaint; elle fut malade à
son arrivée à la campagne; mais elle allait ensuite très bien, quand elle
cessa de travailler. Revenue à Paris, ayant dû se remettre au travail,
elle retomba malade, et rentra à l'hôpital complètement paraplégique,
le 17 décembre 1851.

Le 25 janvier 1852, elle commença à se lever et à marcher. Peu après
(le 5 février), elle fut prise d'œsophagisme complet, avec impossibilité
absolue d'avaler aucun liquide. On tenta alors l'électrisation du pharynx le 11 février, et la malade commença, le lendemain, à avaler;
mais elle était complètement aphone, la voix entrecoupée et la respiration gênée comme elle l'est actuellement, jusqu'au 10 novembre 1852,
époque à laquelle elle sortit de l'hôpital.

Pendant tout ce temps, la malade a été sujette à des migraines et à des
douleurs fixes au sommet de la tête, revenant par intervalles, et avec
des alternatives de bien et de mal; la respiration a été plus calme à
plusieurs reprises pendant huit à dix jours; mais l'aphonie a toujours
persisté. Les traitemens suivis par la malade ont été très variés (valé-
riane en poudre et en tisane, assa fœtida, opium à haute dose, pilules
d'oxyde de zinc, ferrugineux, vésicatoires à la partie antérieure du cou
et du thorax, cautérisation du pharynx avec l'ammoniaque). Ces divers
traitemens n'ont jamais amené qu'une amélioration passagère. (Les ren-
seignemens précédens m'ont été donnés par M. Goupil, interne très
distingué.)

État actuel. —La malade respire habituellement 42 fois par minute;
sa respiration est encore plus précipitée quand elle parle ou lorsqu'elle

fait quelques mouvemens; elle n'a cependant aucune affection thoraci-que; elle n'éprouve aucune douleur; enfin, l'auscultation ne fait rien entendre qui puisse rendre raison de la fréquence de sa respiration. *Pendant l'inspiration, l'épigastre et les hypocondres s'affaissent, tandis que les parois thoraciques se dilatent.* Ce mouvement de dé-pression est beaucoup moins marqué dans les autres régions de la paroi abdominale, de telle sorte que l'enfoncement que l'on voit au-dessous de la base du thorax, au moment de l'inspiration, forme alors une espèce de ceinture. Quand la malade est agitée ou qu'elle a parlé un peu, sa poitrine se dilate davantage, et alors ce n'est plus une dépression circulaire qu'on voit au-dessous de la poitrine pendant l'ins-piration, c'est un enfoncement considérable de toute la région épigas-trique qui semble rentrer dans la poitrine. *L'expiration présente des phénomènes tout à fait inverses, c'est-à-dire que les régions épi-gastriques et hypocondriaques se soulèvent pendant le resserrement de la poitrine.* La paroi thoracique se dilate en masse dans toute sa hauteur sans que l'on puisse rapporter ce mouvement plutôt à la respi-ration costale supérieure qu'à la respiration costale inférieure ; les mou-vemens respiratoires ressemblent à ceux d'une personne essoufflée ; cependant la malade n'éprouve pas une trop grande gêne dans la respi-ration quand elle se tient en repos, et comme alors on ne sent se con-tracter ni ses trapèzes, ni ses dentelés, ni ses pectoraux, on est bien forcé de reconnaître que la poitrine est élevée et dilatée par ses scalè-nes, par une partie ou par la totalité de ses intercostaux, dont on perçoit la contraction par le toucher (c'est ce qui sera étudié dans un autre tra-vail). Mais sitôt que la malade s'agite un peu, elle étouffe et soulève sa poitrine avec tous les muscles inspirateurs ; alors la tête se renverse, les épaules s'élèvent, on voit les saillies musculaires de la portion clavicu-laire du trapèze et des sternoïdiens se développer pendant l'inspira-tion. Quand un malade éprouve de l'orthopnée, il ressent un grand plaisir ou un soulagement en respirant longuement et largement; mais pour notre malade qui a toujours besoin d'air, le mouvement instinctif qui la porte à dilater plus largement ses poumons ne fait qu'augmenter son étouffement ; car si, en agrandissant sa cavité thoracique, elle fait arriver l'air en plus grande quantité, le vide vertuel qui se fait alors dans la poitrine augmente l'ascension des viscères qu'elle semble aspirer et qui refoulent de bas en haut ses organes respirateurs. Aussi, rien ne peut peindre l'anxiété qu'elle éprouve quand, après avoir parlé un peu ou après avoir éprouvé une émotion, elle ne peut maîtriser les efforts instinctifs de ses muscles inspirateurs. La malade exprime très bien ce qu'elle éprouve alors, quand elle dit que ses intestins l'étouffent en remontant dans sa poitrine. Je n'ai pas besoin d'ajouter, après ce qui précède, que la malade ne peut soupirer sans étouffer. Elle ne peut retenir sa respiration plus de deux à trois secondes, sans avoir le besoin de faire une nouvelle inspiration ; elle ne peut laisser sortir lentement l'air qu'elle a inspiré ; elle ne peut souffler pendant plus de trois secondes, quelqu'effort qu'elle fasse ; il lui est même impossible d'éteindre une chandelle. L'aphonie est complète, la malade est forcée de reprendre haleine après avoir prononcé deux ou trois mots ; la phrase la plus courte la met dans un état d'anhélation extrême.

La défécation est très pénible, très longue à s'accomplir, bien que les parois abdominales ne soient pas paralysées. Enfin, la coloration du visage, des lèvres, annonce que l'hématose n'est pas gênée par le fait de la paralysie du principal muscle de la respiration, le diaphragme. La santé générale est bonne ; seulement il existe une hypersthésie cutanée au niveau des gouttières vertébrales du côté gauche (symptôme signalé par M. Briquet, comme appartenant à l'hystérie).

Tel était l'état de cette malade avant que l'excitation lui fût appliquée, selon le désir de M. Briquet.

J'essayai de diriger un courant d'induction dans les nerfs phréniques, mais son excitabilité et sa sensibilité étaient si grandes, que je ne pus pratiquer cette opération qu'après avoir anesthésié la région sur laquelle les excitateurs devaient être placés à l'aide de la glace appliquée sur la peau.

Une première opération, bien que pratiquée à un courant très faible, provoqua une céphalalgie intense et quelques phénomènes hystériques. Mais immédiatement après cette première opération, je constatai avec M. Briquet et toutes les personnes qui suivaient la visite, que l'isochromisme des mouvemens respiratoires de l'abdomen et de la poitrine avaient reparu. Le lendemain, les troubles fonctionnels qui signalent la paralysie du diaphragme étaient revenus en partie, l'aphonie était à peu près aussi complète que la veille, mais la gêne de la respiration était moindre. Lorsque la malade respirait tranquillement, l'épigastre et les hypocondres ne s'enfonçaient plus pendant l'inspiration, ce n'était plus que pendant la respiration agitée qu'on voyait apparaître les signes de la paralysie du diaphragme.

Plusieurs autres électrisations du nerf phrénique ont été tentées depuis lors, mais la crise nerveuse occasionnée par la première opération inspire contre elle une telle prévention à la malade, que je n'ai pu agir, depuis lors à dose suffisante pour que l'excitation arrivât au diaphragme. J'espère l'habituer progressivement à cette opération qui n'est pas en elle-même douloureuse , et la guérir de sa paralysie diaphragmatique, qui, on le sait, pourrait devenir mortelle par la plus simple complication thoracique.

Réflexions. — On trouve dans l'observation que je viens de rapporter la relation aussi complète que possible de tous les troubles fonctionnels occasionnés par la paralysie du diaphragme. Si je ne les ai pas tous décrits dans les observations qui la précèdent, c'est qu'à l'époque où je les recueillis , mon attention, ainsi que je l'ai dit, n'était pas, comme aujourd'hui, fixée sur la paralysie du diaphragme.

Je ne crois pas qu'on doive rapporter à la paralysie de ce muscle l'aphonie dont cette malade était atteinte, car on n'observe ce phénomène dans aucune des autres observations, dans lesquelles, il est vrai, la voix était plus faible, la phonation plus difficile, plus fatigante qu'à l'état normal, et la parole entrecoupée par le besoin de reprendre haleine, mais dans lesquelles jamais la voix n'a été éteinte.

Quel sera le résultat du traitement électrique tenté contre cette paralysie du diaphragme? L'amélioration déjà obtenue, quelque légère qu'elle soit, permet d'en espérer la guérison.

c. Paralysie du diaphragme par inflammation des organes voisins.

Un observateur judicieux , M. Aran , que j'avais entretenu de mes recherches sur le diaphragme, n'a pas tardé à recueillir aussi des faits de paralysie de ce muscle. Ces faits, qu'il a eu l'obligeance de me communiquer sont la confirmation de ceux que j'ai exposés précédemment.

Il a vu la paralysie du diaphragme compliquer une fois la métro-péritonite ; une autre fois, l'hydro-pneumo-thorax. Ces deux cas peuvent donc être rangés dans l'ordre des paralysies du diaphragme, par propagation de l'inflammation des organes voisins.

Le premier de ces cas a une importance d'autant plus grande, que M. Aran a trouvé, à l'autopsie du sujet, des lésions anatomiques qui rendent compte de la paralysie du diaphragme, observée pendan   vie.

Malgré l'intérêt que pourrait offrir la relation complète de cette observation, j'en extrairai seulement ce qui est relatif à la paralysie du diaphragme, afin de ne pas donner trop d'étendue à mon travail. Ce fait intéressant est résumé dans une note écrite par M. Aran, que je transcris textuellement.

« OBSERVATION VII. — Hôpital de la Pitié, salle du Rosaire, n° 31, Marie Moudet, âgée de 27 ans, domestique. *Métro-péritonite par cause interne, survenue chez cette malade le 3 janvier, et à laquelle elle a succombé le 6 janvier 1853, avec un ballonnement considérable du ventre.* Ce qui frappa surtout notre attention, ce fut le mode de respiration, qui était précipitée, courte, costale (48 inspirations). Nous notâmes de la manière la plus évidente que *dans l'inspiration* la paroi abdominale sus-ombilicale, au lieu de se soulever, *se rétractait en arrière.*

» L'autopsie nous révéla la cause de cette paralysie du diaphragme. Indépendamment de plusieurs altérations qu'il n'est pas utile de mentionner, et en particulier d'une péritonite générale, nous trouvâmes des fausses membranes assez nombreuses à la face inférieure du diaphragme, et un verre ou deux de pus colligé et circonscrit par des fausses membranes à la face supérieure du foie. Il est à remarquer que c'était surtout de ce côté que la dépression sus-ombilicale était marquée au moment de l'inspiration. »

On a vu, dans le fait observé par M. Aran, que l'inflammation s'étendant de proche en proche du péritoine au diaphragme a paralysé l'action de ce dernier muscle. On prévoit que l'inflammation de la plèvre doit produire des résultats analogues, quand elle gagne aussi le diaphragme.

La paralysie des muscles intercostaux, signalée depuis si

longtemps par Laënnec, comme un des signes de l'inflammation de la plèvre, devait aussi faire pressentir la paralysie du
diaphragme dans les mêmes conditions. Raisonnant ainsi par
induction, un observateur distingué, M. Williams Stocks a été
conduit à entrevoir cette paralysie du diaphragme, comme
conséquence probable de certaines inflammations chroniques
de la plèvre. Dans un excellent travail publié dans le *Journal
de Dublin* (1), cet auteur a cru pouvoir déduire de ses recherches, faites dans cette direction, que le diaphragme est paralysé
dans l'empyème, tandis que, selon lui, l'action de ce muscle
serait conservée dans l'hydrothorax (dans les épanchemens
séreux symptomatiques), et il en a tiré un signe diagnostique
différentiel de ces deux affections.

Selon l'observateur anglais, on voit dans l'empyème une
tumeur, un soulèvement des parois abdominales au-dessous de
la base du thorax. Cette tumeur serait due à *la dépression des
viscères abdominaux consécutivement à la perte de l'innervation
du diaphragme.* Voilà le signe diagnostique de la paralysie
du diaphragme proposé par M. Stoks! Ai-je besoin de faire
remarquer que ce signe diagnostique repose sur des idées
anti-physiologiques, et en conséquence qu'il ne peut
avoir aucune valeur? N'est-il pas démontré maintenant que
la paralysie du diaphragme doit être suivie d'un effet contraire à celui que lui attribue M. Stocks, c'est-à-dire de
son élévation dans la cavité thoracique? Ne sait-on pas
aussi que l'abaissement de ce muscle ne peut être que le produit de sa contraction ou d'une action purement mécanique,
par exemple, celle de la pesanteur du liquide épanché dans la

---

(1) Traduit par M. Richelot. *Archives générales de médecine*, 1836, 2e série,
tome x, p. 343.

poitrine. C'est probablement à cette dernière cause qu'il faut rapporter la dépression du diaphragme et consécutivement celle des viscères abdominaux, que M. W. Stocks dit avoir observée dans l'empyème. Non seulement le soulèvement des parois abdominales, qui est proposé par lui comme signe pathognomonique de l'empyème, ne peut traduire la paralysie du diaphragme; mais encore il résulte d'un fait que je viens d'observer, que ce soulèvement (s'il se montre quelquefois), n'est pas même constant dans l'affection dont il est question. Je le prouverai bientôt (obs. VIII).

Mais après avoir établi que M. Stocks n'a pas décrit les signes qui peuvent faire reconnaître la paralysie du diaphragme, comme conséquence de l'inflammation de la plèvre, je ne m'empresse pas moins de reconnaître que cet habile observateur a entrevu cette paralysie, car je vais démontrer, par des faits, qu'elle existe réellement dans certaines inflammations de la plèvre.

On verra que la paralysie du diaphragme se trahit encore dans ces derniers cas par les troubles qu'elle apporte dans l'isochronisme des mouvemens des parois thoraciques et abdominales. Mais qu'on ne s'attende pas à trouver toujours alors les signes de cette paralysie aussi tranchés que dans les observations rapportées précédemment.

Dans les faits de paralysie du diaphragme produite par un épanchement pleurétique, que j'ai eu l'occasion d'observer, je n'ai pas vu parfaitement dessinés, au premier abord, des signes de perturbations dans l'isochronisme des mouvemens du thorax et de l'abdomen. Mais si, appliquant chaque main à plat et en travers sur les parois de l'abdomen, de manière à couvrir l'épigastre et les hypocondres, j'exer-çais une pression égale et légère, et si alors je faisais res-pirer largement les malades, mes mains paraissaient mues en sens contraire, c'est-à-dire que pendant l'inspiration, la main correspondant au côté sain était soulevée, tandis que l'autre, restant immobile, semblait s'enfoncer du côté malade, *et vice versâ*, pendant l'expiration. Enfin, à l'aide de cette espèce d'exploration, je sentais, pendant l'inspiration, une certaine résistance des parois abdominales du côté sain, tandis que le côté malade n'en opposait aucune.

A l'appui des considérations précédentes, je vais rapporter plusieurs observations de paralysie partielle du diaphragme, survenues consécutivement à des épanchemens pleurétiques.

OBSERVATION VIII. — Au n° 22 de la salle St-Antoine (Hôtel-Dieu, service de M. Rostan) était couchée la nommée Villemère, âgée de 24 ans, qui me fut signalée par M. Lebled, chef de clinique, comme offrant un type d'épanchement pleurétique très abondant, consécutif à une pleurésie datant de quatre semaines. Je ne rapporterai pas l'histoire de la pleurésie qui produisit cet épanchement, et qui, d'ailleurs, n'a offert rien de particulier dans sa marche; j'insisterai seulement sur ce qui a trait aux signes qui permettent de reconnaître la paralysie du diaphragme et sur la lésion anatomique qui fut trouvée dans ce muscle. Voici donc les phénomènes qu'il importe de noter pour le moment : le côté gauche du thorax, beaucoup plus dilaté qu'à droite, restait complète-ment immobile pendant les mouvemens respiratoires ; on n'observait *au-cune tumeur, aucun soulèvement* de l'abdomen au-dessous de la base du thorax (tumeur signalée par M. Stoks comme signe de l'empyème) ; pendant l'inspiration ou l'expiration, on ne voyait aucune différence appréciable entre les deux côtés de l'abdomen ; l'épigastre se soulevait légèrement. Mais en appliquant les mains sur les parois abdominales entre l'ombilic et la base de la poitrine, il semblait que chacune d'elles était agitée en sens contraire pendant les mouvemens respiratoires, comme je l'ai déjà indiqué précédemment ; ainsi la main appliquée du côté de l'épanchement restait immobile, et l'autre était soulevée malgré la résistance qu'elle opposait. Cette expérience, faite successivement par M. le docteur Challou et moi, produisit des résultats analogues.

J'avais observé, quelques jours auparavant, ces mêmes phé-nomènes sur un jeune malade de la Charité (salle St-Jean-de-

Dieu, n° 23), qui avait aussi un épanchement pleurétique abondant, et cela en présence de MM. Racle et Lemaire, chefs de clinique de la Faculté, qui avaient répété tour à tour cette même expérience sous mes yeux, et avec des résultats toujours identiques. Depuis lors, M. Racle m'a dit avoir de nouveau constaté ces mêmes signes de la paralysie du diaphragme chez un malade de son service, qui avait un épanchement pleurétique abondant, en employant mon mode d'exploration. Voici une note que M. Racle a bien voulu rédiger sur ce sujet et qui résume très clairement le fait que nous avons observé ensemble :

Observation IX. — *Le nommé Duboc (Cyrille), âgé de 21 ans, étudiant en théologie, est entré dans le service de M. Bouillaud, le 12 février 1853, pour y être traité d'une pleurésie, et il a succombé le 25 du même mois.*

« Ce jeune homme était scrofuleux, et portait des cicatrices d'abcès froids sur diverses parties du corps, et une nécrose de l'extrémité inférieure des os de l'avant-bras.

» Il était affecté d'une pleurésie du côté gauche, datant de six mois. L'épanchement était extrêmement abondant et avait produit un refoulement du cœur si considérable, que la pointe de cet organe battait à droite du sternum.

» M. Duchenne de Boulogne me pria de rechercher avec lui, dans cette circonstance, un phénomène physique relatif aux mouvemens du diaphragme, qu'il avait déjà eu l'occasion d'observer dans des cas semblables à celui-ci. Je cherchai ce phénomène qui consiste en *un défaut d'abaissement du diaphragme du côté qui correspond à l'épanchement*, et j'en constatai en effet l'existence. A la vue, ce défaut d'action n'était pas appréciable, mais il se révélait à la palpation. *En appliquant les mains sur les hypocondres, d'une manière symétrique et en appuyant également des deux côtés, on sentait et on voyait que la main droite était fortement soulevée et portée en avant dans le mouvement d'inspiration, tandis que la gauche, qui correspondait au côté de l'épanchement, était absolument immobile*; il était manifeste que le côté gauche du diaphragme ne se contractait plus dans les mouvemens respiratoires. L'autopsie du malade n'a pu être faite.

» Dans un autre cas de pleurésie avec épanchement du côté gauche
également, j'ai constaté le même phénomène ; la quantité du liquide
paraissait être peu abondante. »

De l'ensemble de tous ces faits, j'avais conclu que, dans ces
trois cas, le diaphragme etait paralysé dans sa moitié correspondant à l'épanchement.

On pouvait m'objecter cependant que l'inertie du diaphragme
dépendait peut-être alors de la dépression continue exercée
sur lui par le poids du liquide épanché dans la cavité pleu-
rale. Mais comme j'ai vu que ces signes de la paralysie du
diaphragme ne se rencontraient pas dans certains épanchemens pleurétiques presqu'aussi abondans (j'en ai observé un
exemple avec M. Racle, au n° 9 de la salle St-Jean-de-Dieu,
service de M. Bouillaud), j'en déduisis que cette cause mécanique (le poids du liquide épanché) ne suffisait pas pour para-
lyser le diaphragme, et que dans les trois cas dans lesquels on
a vu les signes de la paralysie du diaphragme, il devait certainement exister une cause qui produisait cette paralysie.

Quelle pouvait donc être cette cause? C'est ce que va nous
apprendre l'autopsie de la malade de l'Hôtel-Dieu, salle Saint-
Jean, n° 22, qui vient de succomber.

L'ouverture de la cavité thoracique gauche donna issue à une quantité considérable de pus, qui, en comprimant le poumon, l'avait réduit à
un très petit volume ; une fausse membrane molle tapissait la plèvre costale et diaphragmatique ; cette fausse membrane étant enlevée sur le
diaphragme, on voyait que le tissu musculaire de ce muscle était d'une
coloration jaune orangée, qui était la même à la face péritonéale. Cette
décoloration du diaphragme gauche contrastait d'une manière frappante
avec la coloration rouge à peu près normale du diaphragme du côté
opposé. Enfin le diaphragme était évidemment atrophié à gauche.
L'examen microscopique fait par M. Mandl, en ma présence, a démontré que le diaphragme était entièrement dégénéré à gauche ; on n'y voyait
plus ni stries transversales, ni fibres longitudinales, il ne restait de ses

fibres musculaires qu'un assemblage de granulations. Du côté droit, les fibres musculaires du diaphragme avaient conservé une grande partie de leurs stries transversales ; mais on voyait que quelques-unes d'entre elles avaient subi un commencement d'altération ; c'est-à-dire que ces stries transversales étaient interrompues par des granulations, ce qui annonçait que l'inflammation s'était propagée, jusqu'à un certain degré, de gauche à droite.

Dans cette observation, l'autopsie rend compte de la paralysie diagnostiquée pendant la vie et donne plus de valeur aux signes qui l'ont fait reconnaître. On comprend, en effet, que la partie gauche du diaphragme qui était entièrement désorganisée dans sa texture, devait être paralysée. On voit aussi que cette altération du tissu du diaphragme est due à l'inflammation qui s'est étendue de la plèvre au diaphragme.

Quelle est l'utilité pratique du fait que je viens d'exposer ? Peut-il servir, comme l'a écrit M. W. Stoks dans son intéressant travail, à distinguer l'hydrothorax de l'empyème, et même à mesurer le degré d'intensité de l'inflammation dans un cas donné de cette dernière maladie ? Je suis porté à l'admettre si je ne tiens compte que des faits que j'ai observés moi-même. En effet, chez la malade de l'Hôtel-Dieu, rien ne pouvait faire prévoir que l'épanchement fût plutôt purulent que séreux. La surface cutanée de la paroi thoracique du côté malade n'était pas plus polie que celle du côté sain ; les espaces intercostaux n'étaient pas plus déprimés que du côté opposé (on sait que ce sont les principaux signes de l'empyème). Enfin M. Lebled croyait que le liquide devait être séreux. Aussi, quelle ne fut pas notre surprise en voyant s'écouler, à l'ouverture du thorax, une quantité considérable de pus concret !

Je suis d'autant plus porté à accorder une valeur réelle à ce signe tiré de l'existence de la paralysie du diaphragme que j'ai eu l'occasion de ne pas le rencontrer dans des circonstances en apparence les mêmes, c'est-à-dire dans des épanchemens pleurétiques aussi considérables. N'est-il pas possible, en effet, que dans ces derniers cas, l'inflammation de la plèvre n'ait pas été assez intense pour gagner le diaphragme sans en altérer la texture, et pour produire conséquemment la paralysie? J'avoue, cependant, que ces faits ont besoin d'être encore étudiés.

En résumé, quelle que soit dans l'avenir l'utilité pratique des faits que je viens d'exposer, je crois pouvoir en conclure aujourd'hui que la paralysie partielle du diaphragme est quelquefois produite par certains épanchemens pleurétiques, et que les signes tirés de la perturbation qu'elle occasionne dans l'isochronisme des mouvemens respiratoires peuvent seuls la faire diagnostiquer.

§ II. — Déductions tirées des observations précédentes applicables au diagnostic, au pronostic et au traitement de l'atrophie et de la paralysie du diaphragme.

Je n'ai pas la prétention de tracer ici l'histoire complète de la paralysie et de l'atrophie du diaphragme. Je résumerai seulement les faits principaux qui ressortent des observations que je viens de relater, et qui peuvent éclairer la symptomatologie, le diagnostic, le pronostic et le traitement de ces lésions musculaires du diaphragme.

Symptômes. — Quand le diaphragme a perdu son action physiologique, c'est seulement pendant la respiration qu'on reconnaît les principaux symptômes de ce trouble fonctionnel. Ces symptômes sont les suivans : *Au moment de l'inspiration, l'épigastre et les hypocondres se dépriment pendant que la poitrine se dilate; les mouvemens de ces mêmes parties se font dans un sens opposé, pendant l'expiration.*

L'action du diaphragme est-elle seulement diminuée ; les phénomènes que je viens d'exposer ne se manifestent plus que dans les respirations grandes ou agitées ; et si la respiration est tranquille, les mouvemens de soulèvement de l'abdomen et d'expansion de la poitrine, *et vice versà*, s'exécutent synergiquement, comme à l'état normal.

Enfin, quand le diaphragme droit ou gauche (l'électro-physiologie et la pathologie s'accordent pour démontrer que le diaphragme est formé par deux muscles indépendans et pouvant agir ou être malade isolément), si dis-je, l'un ou l'autre diaphragme est paralysé, c'est de son côté seulement qu'on observe la perturbation de l'isochronisme des mouvemens respiratoires.

Le défaut d'action ou d'inertie du diaphragme produit encore d'autres troubles fonctionnels qu'il est important de signaler et que je vais exposer.

Les mouvemens respiratoires sont alors habituellement plus fréquens qu'à l'état normal, bien que la respiration n'en paraisse pas beaucoup plus gênée, à l'état de repos. On ne soupçonnerait pas le malade atteint d'une lésion aussi grave en le regardant respirer pendant le sommeil ; on voit, en effet, les mouvemens alternatifs du thorax se faire sans effort, c'est-à-dire sans le secours des muscles, que Galien a apppelés respirateurs extraordinaire, (les muscles trapèzes, sterno-mastoïdiens, dentelés, grands pectoraux). Ces mouvemens se font évidemment alors par les scalènes qu'on sent se contracter sous les doigts et par les intercostaux. (Je me réserve d'examiner dans un autre travail, si dans ce cas tous les intercostaux sont inspirateurs.)

Mais, que le malade vienne à faire quelqu'effort, soit pour marcher, soit pour parler ; qu'il éprouve la plus légère impression, à l'intant, sa respiration s'accélère (48 ou 50 inspirations par minutes) ; les muscles trapèzes, sterno-mastoïdiens, dentelés, grands pectoraux, grands dorsaux entrent en contraction ; la face rougit, le malade étouffe, il est forcé, s'il marche, de s'asseoir après quelques pas, ou s'il veut parler, de reprendre haleine pour continuer sa phrase qu'il ne peut terminer sans s'arrêter à chaque instant.

Le sujet dont le diaphragme ne se contracte plus, ne peut inspirer longuement sans être suffoqué; veut-il soupirer, il sent, comme il l'exprime fort bien, ses viscères remonter dans sa poitrine et l'étouffer. Il en résulte qu'au lieu de chercher à respirer largement, comme on l'observe dans les autres affections thoraciques où le besoin d'air se fait sentir, il s'efforce instinctivement d'empêcher la trop grande expansion de sa poitrine.

La phonation n'est pas perdue, mais la voix est plus faible, et la plus légère émission de son occasionne de l'essoufflement, ainsi que je l'ai déjà dit. Dans un seul des cas que j'ai rapportés (obv. VI), l'aphonie était complète, mais il ne m'est pas démontré qu'alors les muscles du larynx n'étaient pas également paralysés.

Je n'ai pas besoin de dire que la toux, l'éternuement, etc., provoquent aussi une grande gêne dans la respiration. L'expectoration et l'expuition sont difficiles, quelquefois même impossibles ; enfin, la défécation exige de grands efforts et se fait avec peine.

Tel est le tableau, bien imparfait sans doute, des troubles fonctionnels occasionnés par l'abolition de l'action du diaphragme. On comprend qu'entre la perte complète des fonctions de ce muscle et la simple diminution de sa puissance ou la paralysie d'une de ses moitiés seulement, il doit exister bien des nuances sur lesquelles je ne puis insister, et qui d'ailleurs ont été décrites particulièrement dans. les observations.

Causes. — Toutes les causes qui abolissent ou diminuent l'action musculaire peuvent exercer leur influence sur le diaphragme. Bien que les faits rapportés dans ce travail soient en petit nombre, il en ressort déjà que le diaphragme a été atteint dans l'atrophie musculaire progressive (obs. I, II), dans la paralysie saturnine (obs. III, IV, V), dans la paralysie hystérique (obs. VI), dans la péritonite et l'empyème (obs. VII, VIII).

L'inertie ou l'interruption de la contractilité du diaphragme sera sans aucun doute observée soit dans d'autres espèces de paralysie, soit comme complication ou point de départ de quelques affections thoraciques, maintenant, surtout, que les signes de l'inertie du diaphragme sont bien établis.

Diagnostic. — Je ne sache pas qu'il existe une autre cause que le défaut d'action du diaphragme qui puisse rendre raison de la perversion de l'isochronisme des mouvemens de dilatation ou de resserrement du thorax et de l'abdomen, pendant la respiration, surtout quand on fait respirer largement le malade. Ces phénomènes sont donc les signes pathognomoniques de l'inertie du diaphragme, occasionnée par l'atrophie ou la paralysie de ce muscle. Il serait facile, si cela était nécessaire, de démontrer que c'est bien le diaphragme qui alors ne se contracte pas, en dirigeant l'excitation électrique sur le nerf phrénique; car on verrait immédiatement l'abdomen se soulever en même temps que la poitrine, pendant l'inspiration forcée que ferait le malade. Ce signe diagnostique fourni par l'exploration électro-musculaire, doit manquer rarement, car dans la paralysie du diaphragme, la contractilité électrique de ce muscle est normale, et, d'autre part, il faudrait que l'atrophie du diaphragme fût arrivée à un degré bien avancé pour qu'il ne se contractât pas, quand on excite le nerf qui l'anime.

On est certainement déjà très avancé dans son diagnostic, quand on a reconnu que le diaphragme ne fonctionne plus ou fonctionne mal ; mais il reste encore à déterminer s'il est atrophié ou paralysé. Dans ce dernier cas, quelle est la cause ou la nature de la paralysie ?

Puisqu'il paraît ressortir des observations d'atrophie progressive que j'ai recueillies (une soixantaine), que le diaphragme n'est pas atteint le premier dans cette maladie, on sera en droit de diagnostiquer une paralysie du diaphragme, quand l'abolition des fonctions de ce muscle apparaîtra d'emblée ; mais il est évident que si ce même trouble fonctionnel du diaphragme ne survient que lorsque d'autres muscles auront été détruits par l'atrophie progressive, il sera rationnel de le rapporter à la même cause, à cette atrophie progressive.

Quant à déterminer si la paralysie du diaphragme est essentielle, si elle dépend soit de la lésion d'un point quelconque du système nerveux, soit de l'inflammation du muscle lui-même ou des tissus qui lui sont contigus, comme la plèvre, le péritoine, enfin si cette paralysie est de cause rhumatismale saturnine, etc., ce n'est pas ici le lieu de discuter ces différentes questions de diagnostic différentiel ; je dirai cependant que ce diagnostic différentiel est, en général, facile à déterminer ; car il suffit, dans ces cas divers, dont on trouve des exemples dans les observations que j'ai rapportées, de remonter dans l'histoire et la marche de la maladie pour arriver à la solution du problème.

Pronostic. — Une respiration qui ne pourrait plus se faire que dans la moitié supérieure de la poitrine, ne suffirait pas à l'hématose, et l'asphyxie en serait inévitablement la conséquence. J'en ai fourni la preuve, en asphyxiant un chien dont j'empêchai le resserrement et l'agrandissement du poumon verticalement et dans la moitié inférieure de son diamètre transversal, en maintenant son diaphragme artificiellement contracturé. Heureusement, par une sage prévoyance de la nature, d'autres muscles (les intercostaux) peuvent encore produire l'expansion de la moitié inférieure du thorax, alors même que le diaphragme reste inactif, de telle sorte, que, malgré le défaut de dilatation verticale des poumons, l'expansion des parois thoraciques dans toute leur étendue, suffit encore à la respiration. Alors la vie du malade n'est pas en danger immédiat, s'il ne survient pas de complication dans les organes de la respiration, car on sait que, dans ce cas, une simple bronchite intercurrente peut être une cause de mort par l'impossibilité ou la difficulté d'expectorer.

La paralysie du diaphragme n'est donc pas mortelle en elle-même, comme on l'avait écrit ou enseigné jusqu'à ce jour ; elle est seulement la cause de troubles fonctionnels (gêne de la respiration, de la phonation, etc.), qui font au malade l'existence la plus pénible.

Traitement.— Le traitement de l'inertie du diaphragme doit évidemment varier suivant la cause qui l'a produite.

Quand cette inertie est due à l'invasion de cette affection connue sous le nom d'atrophie musculaire progressive, il est indiqué de recourir à l'électrisation localisée, seule médication qui, jusqu'à ce jour, ait été opposée avec quelque succès à cette terrible maladie.

On sait que lorsque l'atrophie musculaire progressive a gagné le diaphragme, elle a déjà détruit d'autres muscles en plus ou moins grand nombre. Cependant, bien que cette maladie soit alors généralisée, il est encore permis d'espérer d'en arrêter la marche, alors même que le diaphragme commence à en souffrir l'atteinte, si on fait intervenir à temps

l'action thérapeutique de l'électrisation localisée ; Bonnard
(obs. II) en est un exemple remarquable. On a vu, en effet, que
son diaphragme qui, après la ruine d'un grand nombre de ses
muscles, était à son tour menacé dans sa nutrition, a été sauvé
par l'intervention thérapeutique de l'électrisation localisée. On
a vu aussi que son atrophie ne s'est pas généralisée ; que non
seulement elle a suivi un temps d'arrêt depuis le traitement
électrique; mais aussi que j'ai ramené la nutrition dans les
muscles les plus utiles, le biceps, par exemple ; de telle sorte,
que Bonnard a pu exercer depuis trois ans son état de mécanicien, qui exige une grande dépense de forces musculaires,
sans que les muscles qui lui ont été rendus, aient été de nouveau atrophiés.

Lors même que tout espoir d'arrêter la marche de l'atrophie
musculaire progressive est perdu, on peut du moins essayer,
avec quelque chance de succès, d'en retarder la terminaison
fatale par l'excitation électrique du diaphragme.

C'est ainsi que j'ai tenté de prolonger l'existence d'un
malheureux atteint d'atrophie générale progressive, et qui
ne respire plus que par son diaphragme, actuellement un des
derniers vivans. Je ne puis me dispenser de dire quelques
mots sur l'histoire de ce malade.

OBSERVATION. X. — Ce malade, nommé Lecomte, est entré le 4
février 1850 à la Charité, salle St-Louis, n° 10, service de M. Andral.
A cette époque, j'avais déjà décrit les principaux symptômes de la maladie dont il était atteint, dans un mémoire intitulé de l'*atrophie musculaire avec substitution graisseuse.* (Ce mémoire est resté enseveli
avec d'autres travaux électro-physiologiques et pathologiques dans les
archives de l'Académie des sciences.)

L'histoire de l'atrophie musculaire de Lecomte ayant été relatée avec
tous ses détails intéressans dans le beau travail de M. Aran (1), je

---

(1) *Recherches sur une maladie non encore décrite du système musculaire*
(atrophie musculaire progressive). *Arch. génér. de méd.*, 4e série, tome xxiv, sep-
tembre 1850.

me bornerai à rappeler les phases principales de cette maladie, pour faire ressortir l'importance de l'électrisation du diaphragme, comme moyen de reculer la terminaison fatale de l'atrophie générale progressive. Lecomte a ressenti, en 1847, les premières atteintes de la maladie pour laquelle il est entré à la Charité. Quand je le vis pour la première fois (quelques jours après son entrée), ses interosseux étaient seuls presqu'entièrement détruits, c'est-à-dire que j'en pus à peine faire contracter quelques fibres par l'électro-puncture ; mais on voyait des contractions fibrillaires dans toutes les régions du corps, aux membres supérieurs comme aux membres inférieurs. Malgré l'électrisation localisée pratiquée chaque jour (1), et malgré bien d'autres médications variées qui furent employées après elles, j'ai vu mourir un à un, pour ainsi dire, presque tous ses muscles de la vie animale, et cependant sa santé générale a toujours été bonne ; *il ne respire plus que par son diaphragme*, dernier de ses muscles respirateurs qui ait conservé quelqu'action. (On voit, pendant son inspiration, le mouvement d'expansion des côtes diaphragmatiques que j'ai produit artificiellement. La pathologie vient donc confirmer mes expériences électro-physiologiques.) J'ai pensé, avec M. le professeur Cruveilhier, qu'il était indiqué de tenter de retarder l'atrophie du diaphragme en excitant ses nerfs phréniques ; c'est ce que je fais de temps à autre, depuis plus d'une année. Jadis, cette opération faisait contracter vivement son diaphragme ; on voyait alors les côtes diaphragmatiques s'élever ; aujourd'hui, je ne puis plus produire ce mouvement ; c'est à peine si on voit l'épigastre se soulever pendant l'électrisation des phréniques ; ce phénomène morbide coïncidant avec une plus grande gêne de la respiration, il est à craindre que l'atrophie ait gagné son diaphragme. Chaque fois que je dirige l'excitation électrique sur ses nerfs phréniques, il paraît mieux respirer ; il m'en témoigne chaque fois sa reconnaissance par l'expression de son regard en contractant son grand zigomatique (le seul muscle qu'il puisse mouvoir à la face).

Avant que ses intercostaux et les autres muscles inspirateurs eussent perdu leur action, le thorax avait sa forme normale ; aujourd'hui que muscles se sont atrophiés, sa poitrine est comme resserrée et affaissée dans sa moitié supérieure.

---

(1) A l'époque où j'électrisai Lecomte, j'ignorais qu'on dût porter l'excitation sur tous les muscles agités de contractions fébrillaires, et je n'agis que sur ceux de la main et de l'avant-bras, déjà détruits ou très atrophiés. C'est peut-être une des causes de l'insuccès de l'électrisation chez ce malade ; si j'en juge du moins d'après les faits analogues observés depuis et dans lesquels cet agent thérapeutique a triomphé.

On comprend combien doit être cruelle la position de ce malheu-reux, qui a la conscience de son état, et qui a conservé toute son intelligence, très développée d'ailleurs. Il est actuellement couché au n° 13 de la salle St-Ferdinand (service de M. Cruveilhier) (1).

Lorsque la paralysie du diaphragme est saturnine ou hystérique, il est permis d'attendre la guérison des moyens géné-raux employés dans ces cas spéciaux. Il paraîtrait ressortir de mes recherches, peut-être insuffisantes pour juger cette question d'une manière définitive, que le diaphragme se trouve heureusement au nombre des muscles qui guérissent le plus facilement dans la paralysie saturnine; on sait, en effet, que certains muscles de la région anti-brachiale postérieure, laquelle est le siége d'élection habituel de cette paralysie, offrent une plus grande résistance aux différens agens thérapeutiques. (Obs. III.)

§ III. — DE LA RESPIRATION ARTIFICIELLE PAR LA FARADISATION LOCALISÉE (2).

Certains agens toxiques, la vapeur du charbon, l'opium, le chloroforme, etc., certaines fièvres graves, le choléra, par exemple, peuvent jeter une grande perturbation dans la respiration, soit que les centres nerveux n'envoient plus alors le degré d'influx nécessaire à l'accomplissement des actes de la respiration, soit que les organes qui président à ces différens actes aient perdu en tout ou en partie leur excitabilité, ou

---

(1) Depuis la rédaction de ce mémoire, Lecomte est mort asphyxié, comme je l'avais prévu. Son diaphragme a été trouvé atrophié, mais non altéré dans sa texture. A l'occasion de son autopsie, j'ai lu le 11 mars, à la Société médico-chirurgicale une note intitulée : *Examen comparatif de l'état anatomique de la fibre musculaire dans l'atrophie musculaire progressive, la paralysie générale des aliénés et la paralysie générale sans aliénation.* Cette note sera publiée dans l'UNION MÉDICALE.

(2) Électrisation pratiquée avec un appareil d'induction.

qu'ils soient, pour ainsi dire, paralysés. On voit, dans ces cas, les mouvemens respiratoires se ralentir plus ou moins, et quelquefois même cesser complètement et rapidement ; alors l'asphyxie est imminente.

Une des premières indications à remplir, en même temps que l'on administre la médication spéciale exigée par l'intoxication, c'est de faire arriver l'air dans les voies aériennes, en quantité suffisante pour rétablir et entretenir l'hématose. Afin d'atteindre ce but, on cherche à réveiller les mouvemens respiratoires, ou en excitant la sensibilité générale, ou en faisant pénétrer l'air dans les poumons mécaniquement et physiquement.

C'est l'excitation électrique qui répond le mieux à ces diverses indications, ainsi que je vais le démontrer. (Je ne crois pas devoir discuter ici la valeur des différens moyens mécaniques qui ont été proposés tour à tour pour produire la respiration artificielle ; je ne ferai pas non plus l'histoire des divers procédés qui ont été employés dans ce but. Je me propose seulement d'exposer ceux que je crois les meilleurs et qui m'appartiennent.)

Il n'existe pas un seul agent thérapeutique qui puisse, comme la faradisation cutanée, produire instantanément des sensations qui se graduent, depuis le plus simple chatouillement jusqu'à la douleur la plus vive, que le feu égale à peine, et cela sans altérer les tissus, quelque longue qu'en soit l'application. Cette propriété spéciale de la faradisation cutanée permet de la promener rapidement sur toutes les régions du corps, même à la face où la sensibilité est si grande, pendant des heures entières, si cela est nécessaire, sans qu'on ait à craindre de désorganiser la peau.

J'ai plusieurs fois tiré un heureux parti de cette vertu spéciale de la faradisation cutanée pour exciter les mouvemens respiratoires par l'intermédiaire de la sensibilité générale, dans les cas où l'asphyxie était due à l'inertie plus ou moins complète des muscles respirateurs.

Pendant l'épidémie de 1849, j'ai vu l'asphyxie se développer, chez certains cholériques, par le fait de la trop grande rareté des mouvemens respiratoires. Le coma ne pouvait rendre raison des troubles de l'innervation qui produisait ce phénomène morbide ; car les malades jouissaient de leur intelligence ; ils respiraient plus fréquemment, lorsqu'on les y engageait ; mais si on les abandonnait à eux-mêmes, si on ne les surexcitait pas, les mouvemens respiratoires s'éloignaient de plus en plus. Ils semblaient ne plus éprouver le besoin de respirer, et oubliaient de remplir cette fonction (j'ai compté alors jusqu'à cinq ou six secondes entre chaque respiration). On conçoit qu'un tel état ne pouvait se prolonger sans danger ; et, en effet, si l'on ne faisait pas intervenir une médication excitante énergique interne et externe, les malades mouraient bientôt asphyxiés. Mais la sensibilité cutanée étant ordinairement obtuse ou abolie, les excitans externes ordinaires (sinapismes, vésicatoires, eau bouillante) étaient incapables de réveiller la puissance de l'innervation. C'est dans ces cas qu'on parvenait à réveiller, pour ainsi dire, la respiration par l'excitation électro-cutanée, et à soutenir la vie concurremment avec la médication interne. J'en rapporterais quelques exemples, si je ne craignais de donner trop d'extension à mon travail.

Le cas suivant, bien qu'incomplet, peut donner une idée du parti avantageux que l'on peut tirer de la faradisation cutanée dans l'asphyxie, de quelque cause qu'elle soit.

OBSERVATION XI.—En décembre 1847, une femme avait été apportée à la Charité, dans le service de M. Andral, dans un état d'asphyxie très avancé, occasionnée par la vapeur du charbon. Douze heures après la malade était dans la même situation, malgré les soins les mieux entendus. Depuis son entrée, elle n'avait donné aucun signe de connaissance, la respiration était très rare ; en outre des râles nombreux se faisaient entendre dans la poitrine ; l'insensibilité était complète dans tous les points du corps, malgré les sinapismes promenés sur l'enveloppe cutanée, malgré des vésicatoires appliqués depuis la veille à la face interne des jambes et qui n'avaient exercé aucune action organique. Dans cet état, l'appareil marchant avec des intermittences rapides et ayant été gradué au maximum, les rhéophores (balais métalliques) furent posés sur la partie interne des jambes. Les premières secondes d'électrisation ne produisirent qu'une faible action organique dans les points excités ; mais bientôt la malade donna des signes de douleur ; les fils métalliques posés sur le thorax arrachèrent des cris à cette malade, qui parut reprendre connaissance. Elle put me donner la main, me montrer la langue ; mais elle ne répondit à mes questions que par oui et par non. La respiration étant plus facile et plus fréquente, les pommettes se colorèrent, les lèvres furent moins violettes. Ayant malheureusement suspendu l'excitation électro-cutanée, cette amélioration ne fut que momentanée ; l'asphyxie reparut bientôt, et enleva la malade quelques heures plus tard.

Si, douze heures plus tôt, j'avais eu l'idée d'employer ce moyen puissant et rapide, avant que l'asphyxie eût exercé de si grands ravages, la faradisatiou cutanée eût peut-être triomphé.

Je me suis toujours reproché de n'avoir pas continué assez longtemps cette excitation électro-cutanée chez cette pauvre femme. C'était d'autant plus praticable, qu'il m'était possible de diminuer l'intensité du courant, de manière à rendre la sensation moins douloureuse et à la faire supporter, au besoin, pendant un grand nombre d'heures ; mon regret est encore augmenté par la connaissance des faits publiés dans le journal anglais *the Lancet*, qui ont été reproduits récemment dans l'Union Médicale, et que je crois devoir rappeler en quelques mots.

Deux enfans, empoisonnés par l'opium, paraissaient devoir

succomber dans un état d'asphyxie, malgré de nombreux moyens qui avaient été employés pour ranimer la respiration et ramener l'hémathose, lorsqu'on songea, comme dernière ressource, à l'excitation électrique. Les rhéophores d'un appareil d'induction à intermittences très rapides furent appliqués, le positif sur la face interne de la joue, et le négatif sur l'appendice xyphoïde. En peu de temps, on parvint à rétablir les mouvemens respiratoires et à rendre la déglutition plus facile, de manière à rendre possible l'administration de remèdes internes (café, esprit d'ammoniaque). Ces deux enfans furent sauvés ; mais pour atteindre cet heureux résultat, on dut continuer l'excitation électrique pendant de longues heures (huit à neuf heures), car chaque fois qu'on voulait la suspendre, les phénomènes d'asphyxie reparaissaient.

Ce n'est pas par l'excitation de la contractilité musculaire directe que dans ces deux cas la respiration a été rétablie; car les mouvemens respiratoires ne peuvent se faire que par la contraction et le relâchement alternatif des muscles qui en sont chargés, mouvemens alternatifs que la contraction continue, produite par l'électrisation à courans rapides, telle qu'elle a été employée chez ces enfans, eût certainement rendue impossible.

C'est par l'intermédiaire de la sensibilité générale que ce mode d'électrisation a rétabli la respiration. Il me serait facile, si ce n'était pas chose superflue, de démontrer que la cinquième paire, la peau, etc., etc., ont dû être vivement excitées dans cette opération. Ce qu'il importe seulement de faire ressortir de ces deux faits, c'est la nécessité, dans un cas pareil, de prolonger suffisamment l'excitation électrique de la sensibilité générale, de manière à appeler incessamment l'influx nerveux central sur les organes respiratoires.

Mais si l'excitation de la sensibilité par les différens moyens que je viens d'indiquer ne pouvait ranimer les contractions des muscles respirateurs, si même l'asphyxie était tellement avancée que l'on crût déjà voir les signes apparens de la mort, on sait que l'on pourrait encore espérer de rappeler la vie prête à s'échapper, en faisant arriver mécaniquement l'air dans les voies aériennes.

C'est dans ce cas que je conseillerais de recourir immédiatement à l'électrisation des nerfs phréniques qui, en faisant contracter le diaphragme, agrandit, à la fois, le diamètre vertical du poumon, et son diamètre transversal dans la moitié inférieure, comme le démontrent mes expériences électro-physiologiques. C'est à coup sûr le meilleur moyen d'imiter la respiration naturelle.

En raison des services qu'elle me paraît appelée à rendre dans l'avenir, je crois devoir décrire avec quelque soin le procédé à l'aide duquel on produit la respiration artificielle par l'électrisation des nerfs phréniques.

Le nerf phrénique qui tire son origine des 3me, 4me et 5me paires cervicales, descend, on le sait, de dehors en dedans au devant du scalène antérieur, avant de s'enfoncer dans le médiastin pour se jeter dans les piliers du diaphragme. C'est sur la face antérieure de ce scalène qu'il faut exciter le nerf phrénique qu'on met en rapport avec les rhéophores d'un appareil d'induction. (Tous les appareils d'induction sont propres à cette opération pourvu qu'ils se graduent exactement et que leurs intermittences soient très rapides. Les rhéophores sont terminés par une extrémité conique d'un petit volume, et recouverts d'une peau humide.) L'électrisation du nerf phrénique offre quelques difficultés, parce que le scalène est recouvert par le sterno-mastoïdien et par le peaucier. Voici, cependant, comment on parvient à localiser chez l'homme l'excitation électrique dans le nerf phrénique sans recourir à aucune opération chirurgicale.

On s'assure d'abord de la position du scalène antérieur, en déprimant la peau de dehors en dedans, avec deux doigts placés au niveau du bord externe du faisceau claviculaire du sterno-mastoïdien. Si l'on fait inspirer largement le sujet, on sent très bien le scalène antérieur se durcir; alors on écarte les doigts qui, par une pression continue, maintiennent la peau déprimée au-devant du scalène, puis on place un des rhéophores dans leur intervalle, et de manière à croiser la direction du nerf phrénique.

Pendant qu'un aide tient le rhéophore ainsi posé, le second rhéophore est placé de la même manière sur le scalène antérieur du côté opposé. Alors l'opérateur, saisissant par les manches isolés les deux rhéophores qu'il maintient solidement appliqués sur les scalènes, fait mettre l'appareil en action. A l'instant où l'on fait passer le courant dont les intermittences sont tellement rapides qu'elles sont presque continues, les côtes inférieures s'écartent et les parois abdominales se soulèvent pendant que l'air entre avec bruit dans les poumons. Après une ou deux secondes on interrompt le courant et aussitôt la poitrine et l'abdomen s'affaissent comme dans l'expiration. Pour que cette expiration soit plus complète, un aide est chargé de déprimer la poitrine et l'abdomen pendant ce temps de l'opération. Après une ou deux secondes d'interruption, on fait de nouveau passer le courant pendant le même espace de temps, de manière à produire une succession d'inspirations et d'expirations qui imitent exactement la respiration naturelle.

L'électrisation des phréniques, telle que je viens de la décrire, ne réussit pas toujours du premier coup; car si le peaucier est très développé, ce muscle se contracte au moment de l'excitation, et repousse les rhéophores ; d'un autre côté, le nerf phrénique présente quelquefois des anomalies, et passe plus en dedans des scalènes. Mais ces difficultés ne sont pas insurmontables , car en appliquant les rhéophores un peu plus haut ou un peu plus bas, on finit toujours par trouver le phrénique.

On doit éviter, autant que possible, d'exciter le plexus brachial en même temps que le nerf phrénique.

La respiration artificielle produite par la contraction électrique du diaphragme fait arriver une masse considérable d'air en agrandissant le diamètre vertical de la capacité thoracique et la moitié inférieure de son diamètre transversal. Puisque l'excitation électrique des nerfs phréniques, qui provoque celle du diaphragme, peut faire respirer bruyamment, même le cadavre, quelque temps encore après la mort, que ne doit-on pas attendre d'elle dans l'asphyxie, alors même que tout paraît désespéré ! Prolonger ainsi la vie dans l'asphyxie, c'est presque sauver le malade. S'il ne respirait pás, en effet, comment pourrait-on appliquer la médication spéciale, qu'on ne doit jamais négliger de diriger contre les effets généraux de l'intoxication ?

B. CONTRACTURE DU DIAPHRAGME.

La contraction spasmodique du diaphragme produit le hoquet ou de simples secousses sans bruit. Ces symptômes ne sont que des épiphénomènes d'autres affections, et ne présentent en eux-mêmes aucune gravité.

Mais si le spasme du diaphragme est plus continu, la contraction de ce muscle ne durât-elle qu'une ou deux minutes, ce spasme devient évidemment une contracture, et alors on voit se produire des accidens qui n'ont pas encore été décrits, et qu'il importe d'autant plus de faire connaître, qu'ils peuvent se terminer rapidement par la mort.

Je vais essayer de développer, aussi fidèlement que possible, la série des phénomènes morbides dont j'ai été témoin pendant la contracture du diaphragme.

A l'instant où le diaphragme se contracture, la moitié inférieure du thorax s'agrandit, surtout transversalement; l'épigastre et les hypocondres se soulèvent; la suffocation est extrême; le malade essaie, mais vainement, de resserrer la base de son thorax, et de refouler ses poumons de bas en haut, en contractant énergiquement et d'une manière continue, ses muscles abdominaux. Les viscères comprimés alors en sens contraire par le diaphragme et par les parois abdominales, s'échappent de chaque côté dans les hypocondres, et augmentent ainsi mécaniquement le diamètre transversal de la base du thorax, déjà agrandie par l'action du diaphragme sur les côtes inférieures. Alors la respiration n'étant plus possible que dans la moitié supérieure de la poitrine, le malade contracte avec la plus grande énergie tous les muscles qui en produisent la dilatation; sa tête se renverse; ses épaules s'élèvent, et on sent ou, plutôt, on voit se contracter la portion claviculaire des trapèzes, les sterno-mastoïdiens, les scalènes, le tiers supérieur des grands pectoraux, et enfin les grands dentelés. La poitrine, agrandie notablement dans sa moitié supérieure, revient sur elle-même, par le relâchement brusque de ces muscles. C'est ainsi que s'accomplit la respiration, qui se compose d'une inspiration brusque et d'une expiration courte, pendant la dilatation permanente de la moitié inférieure du thorax. Ces mouvemens respiratoires partiels sont d'abord très rapprochés, mais bientôt ils s'affaiblissent et se ralentissent; et alors apparaissent tous les symptômes de l'asphyxie qu'il est inutile de décrire. Il faut moins d'une à deux minutes à la contracture du diaphragme pour produire un commencement d'asphyxie. On conçoit que si alors ce spasme continu du diaphragme se prolonge, la mort en est la fin inévitable.

La contracture de la moitié du diaphragme occasionne une grande gêne dans la respiration, mais ne peut déterminer l'asphyxie.

Ce tableau des graves désordres occasionnés dans la respiration de l'homme par la contracture du diaphragme, je l'ai tracé d'après les phénomènes que j'ai observés chez les animaux, dont j'ai mis artificiellement le diaphragme en état de contracture. (Voyez mes *Expériences électro-physiologiques.*)

Si je n'ai pas eu à rapporter des faits de contracture du diaphragme chez l'homme, c'est sans nul doute parce que n'en connaissant les symptômes que depuis peu, je n'ai pas encore eu le temps de l'observer. Ne serait-ce pas la contracture du diaphragme qui, dans le tétanos, l'angine de poitrine, etc., amènerait rapidement la mort?... C'est ce que je me propose de rechercher. Bientôt, probablement, ce spasme continu du diaphragme prendra place à côté de la paralysie de ce muscle, qui, avant ce travail, n'existait en pathologie qu'à l'état de théorie.

Ce sont de bien tristes découvertes que celles qui enrichissent la pathologie de maladies non encore décrites! Mais ne devais-je pas signaler le danger avant de chercher à le combattre ou à le prévenir? En poursuivant ces recherches, je me suis rappelé cette belle pensée d'Ovide : *Dimidium facti qui bene cœpit, habet.*

Résumé général des principaux faits qui ressortent du mémoire.

A. **Recherches électro-physiologiques.**

I. Il ressort de toutes les expériences exposées dans ce mémoire et pratiquées sur l'homme et sur les animaux vivans ou morts, que la contraction du diaphragme provoquée par l'électrisation localisée dans le nerf phrénique, communiquant ou non avec l'arbre nerveux, produit l'élévation des côtes diaphragmatiques et leur mouvement en dehors, quand les parois abdominales sont intactes. On voit aussi dans ces expériences le diamètre antéro-postérieur de la base du thorax s'agrandir, mais d'une manière à peine sensible.

Dans certains cas, le mouvement excentrique des côtes inférieures est communiqué aux côtes supérieures.

II. Mais, quand l'animal est éventré et que les viscères ont été abaissés, la contraction isolée du diaphragme, produite par l'électrisation localisée, porte les côtes diaphragmatiques dans une direction opposée, c'est-à-dire en dedans.

III. Bien que le diaphragme devienne expirateur, quant aux mouvemens qu'il imprime aux côtes inférieures, alors qu'il a perdu ses rapports de contiguité avec les viscères abdominaux, il n'en agrandit pas moins encore le diamètre vertical de la poitrine, en s'abaissant.

IV. Le mouvement concentrique de la partie inférieure de la poitrine, après l'ouverture de l'abdomen et l'abaissement des viscères, prouve, contrairement à l'opinion de MM. Beau et Maissiat, que le péricarde n'offre pas un point d'appui suffisant au diaphragme pour qu'il puisse produire l'expansion des côtes auxquelles il s'insère.

V. Les mouvemens en sens contraire de la base de la poitrine, suivant que les viscères abdominaux sont ou non abaissés, pendant la contraction du diaphragme, démontrent, comme l'avait pressenti M. Magendie, que l'expansion des côtes inférieures par la contraction physiologique du diaphragme, est

due au point d'appui que ce muscle prend alors sur les viscères abdominaux.

VI. Le point d'appui offert au diaphragme par les viscères
abdominaux ne pourrait produire, à lui seul, le mouvement
d'expansion qu'on observe pendant sa contraction, si ce point
d'appui ne se faisait pas sur la surface large et convexe de ces
viscères. Cette proposition ressort d'une expérience dans
laquelle on ne parvient pas à effectuer le mouvement excentrique des côtes inférieures, quand, la main étant placée au
centre du diaphragme d'un cheval mort, on s'oppose à l'abaissement de ce muscle, pendant qu'on le fait contracter par
l'électricité.

B. Déductions pathologiques et thérapeutiques.

1º Paralysie du diaphragme.

VII. Les observations rapportées dans ce mémoire établissent que la paralysie du diaphragme, admise théoriquement
par les auteurs, existe réellement, et qu'elle est caractérisée
par certains signes diagnostiques dont voici les principaux :
pendant l'inspiration, les hypocondres et l'épigastre *sont déprimés*, tandis qu'au contraire la poitrine se *dilate* pendant l'expiration; les mouvemens de la poitrine et de l'abdomen ont
lieu également dans un sens opposé, c'est-à-dire que l'abdomen *se soulève* tandis que la poitrine *se resserre*. Le malade
semble aspirer ses viscères abdominaux, quand l'inspiration
produit l'expansion de la poitrine, et cela d'autant plus que le
thorax s'agrandit davantage. De là une inspiration courte et
insuffisante aux besoins de la phonation et du parler; de là
aussi l'impossibilité d'inspirer largement, de soupirer, etc.,
sans être étouffé par l'ascension de ces viscères.

VIII. La paralysie du diaphragme n'est pas en elle-même
mortelle, comme on le pense généralement. L'inspiration qui
se fait alors, soit par les intercostaux, quand le malade est en
repos, soit à la fois par les intercostaux et tous les autres respirateurs, quand la respiration est plus agitée, suffit à l'héma-

tose. Le malade, en effet, vit longtemps avec une paralysie du diaphragme ; mais alors la plus simple bronchite peut occasionner la mort par asphyxie, l'expectoration étant difficile ou impossible.

IX. Le meilleur traitement à opposer à la paralysie du diaphragme, c'est l'électrisation localisée de ce muscle par l'intermédiaire des nerfs phréniques.

2° Respiration artificielle par l'électrisation du diaphragme dans le traitement de l'asphyxie.

X. Quand les muscles respirateurs semblent demi-paralysés ou qu'ils ne reçoivent plus un stimulus suffisant, comme on l'observe dans certains cas d'empoisonnement par l'opium, le chloroforme, la vapeur de charbon et dans quelques fièvres graves, le choléra par exemple, enfin, dans l'asphyxie en général, la respiration devient de plus en plus rare, et la mort est imminente. C'est alors que la respiration artificielle par l'électrisation localisée dans les nerfs phréniques peut entretenir l'hématose et prolonger, peut-être même rappeler la vie prête à s'échapper, et permettre de combattre l'intoxication par une médication appropriée.

XI. L'électrisation des nerfs phréniques, pratiquée telle qu'elle est décrite dans le mémoire, imite parfaitement la respiration naturelle et fait pénétrer mécaniquement l'air dans les voies aériennes avec force et en quantité suffisante, comme on peut s'en assurer sur le cadavre qu'on fait ainsi respirer largement et très bruyamment quelque temps encore après la mort.

3° Contracture du diaphragme.

XII. La contracture du diaphragme qu'on produit sur l'animal vivant en faisant passer dans ses nerfs phréniques un courant d'induction rapide, détermine promptement l'asphyxie.

XIII. Si la contracture du diaphragme n'a pas encore été observée chez l'homme, c'est sans doute parce qu'on en ignorait les signes diagnostiques.

XIV. Voici, d'après mes expériences électro-physiologiques pratiquées sur l'animal vivant, quels doivent être chez l'homme les principaux symptômes de la contracture du diaphragme : la moitié inférieure de la poitrine est agrandie, surtout transversalement, d'une manière continue ; les hypocondres et l'épigastre sont soulevés ; les muscles de l'abdomen s'épuisent en vains efforts pour resserrer la base de la poitrine, et alors, on voit les scalènes, les trapèzes et les grands dentelés se contracter énergiquement, puis se relâcher brusquement ; mais bientôt les mouvemens respiratoires de la partie supérieure du thorax s'affaiblissent et se ralentissent, et enfin en moins d'une ou deux minutes l'asphyxie commence, et la mort termine rapidement la scène, si la contracture du diaphragme continue.

XV. La contracture limitée à la moitié du diaphragme occasionne seulement une grande gêne de la respiration ; mais n'empêche pas les mouvemens dans la partie inférieure de la poitrine.

FIN.

PARIS. — TYPOGRAPHIE ET LITHOGRAPHIE FÉLIX MALTESTE ET Cⁱᵉ,
Rue des Deux-Portes-Saint-Sauveur, 22.

www.ingramcontent.com/pod-product-compliance
Lightning Source LLC
LaVergne TN
LVHW020548060726
842525LV00004B/1357